WHAT TO EAT WHEN YOU'RE PREGNANT

100 NUTRITIOUS AND DELICIOUS RECIPES FOR 9 MONTHS AND BEYOND. A NUTRITION GUIDE WITH MEAL PLANS FOR A HEALTHY PREGNANCY

HEIDI DEIS

Table of Contents

Introduction

Creating the best meal plan for pregnant women can be quite a challenge for so many reasons. One, you hardly know which foods are okay to have a lot of and which foods you should totally avoid. Two, you need to get tips and expert advice on how to plan your meal carefully to make sure that you are getting enough nutrients every day. And three, you need to rework your grocery list to accommodate the different foods pregnant women need. To help pregnant women effectively plan their diet, here is a four-step diet plan guide for you to follow:

Learn the Basics

It is very important that you know the basics of healthy dieting for pregnant women. Some prenatal nutrition 101 lessons are a must. There are many seminars and workshops held that can teach you this. You can ask your doctor or your nutritionist about it. The seminars contain a comprehensive course that will teach you the basics of nutrition for pregnant women. Here you will learn what foods you should have more of and what foods you need to avoid. They will also teach you how to come up with a good meal plan that will ensure an adequate supply of nutrients for you and your baby. The great thing about these seminars is that they often do not just include dieting and healthy eating courses but also exercise. They teach you also the most appropriate physical activities for you so you can still be active and take care of your body without harming your baby and sensitive body. Inquire about these seminars and workshops from your doctor or nutritionist.

Clean the Pantry

The next step is for you to actually clean your pantry. It is true that the more you see a certain kind of food, the more that you crave it. And you have to admit that prior to pregnancy, you are eating a lot of unhealthy food (right?). Therefore, you have to make a general cleaning of your pantry. There are certain foods that you need to toss out and there are certain foods that you should keep. Here are some tips on how you can do it:

- Before you start stocking up on all the healthy foods you may need, start cleaning your pantry first. Wipe the pantry clean and sprinkle some baking soda, if needed, to take any lingering odors away. Make sure that you use non-toxic cleaning agents to make sure your foods are stored in a clean and non-toxic space. Do you find yourself stacking up on food? Always check the expiration date. Toss out those that you haven't used/eaten that are already nearing the expiration date.

- Using fresh herbs is always the best idea. Since incorporating lots of herbs and spices are key to having a delicious and aromatic meal, it is necessary that you have some important spices at home. However, make sure that you are using fresh ones. Fresh herbs are more flavorful and more aromatic which can definitely impact the meals you will create greatly. Not only will you be happy eating but also your baby. Don't buy too many herbs in bulk because fresh herbs become stale easily. If you happen to have bought too much, dry up those you haven't used yet and grind them up. Herbs are also great for pregnancy like ginger for preventing morning sickness and peppermint for preventing gas production in the body.

- Pregnant women should be a lot more careful with what they eat. Whole grains are a healthier alternative than processed and refined grains. Refrain from using white starches like white rice and white bread. Instead, opt for wholegrain breads and brown rice as they contain lots of fiber plus vitamins and minerals that your baby can also benefit from.

- Eating sweets even if you are pregnant and may be susceptible to gestational diabetes should not be avoided completely. There are natural and healthy sugar alternatives you can use to make your deserts delectable still but without the added bad calories and sugar. Instead of using refined white sugar, go for stevia, agave sugar, palm sugar, maple syrup or honey. They will still give your cakes, cookies, and cupcakes the same great and sweet flavor but without the added bad calories. Or, you can actually just opt to incorporate natural sweeteners in your food like sweet potato, cinnamon and roasted squash.

Shopping List

Now that you know the basics of nutrition for pregnant women and have cleaned your pantry, it is about time that you develop your shopping list. What are the foods that you should add to your refrigerator or pantry so you can have enough food to satisfy your hunger while at the same time healthy? Here are some of the things you should have in your pantry:

· Basics – these are the basic things that you should always have in stock.

   o Whole grains like whole wheat bread and brown rice

o Beans like garbanzos

o Different fruits and vegetables – having different colored fruits and vegetables are actually ideal so you get all the nutrients that various colored fruits and vegetables provide. Citrus fruits and broccoli for example contain high amounts of vitamin C so you should have a good variety in your home. Dark and green leafy vegetables contain high amounts vitamin A and folate which are important for pregnant women especially when breastfeeding.

· Protein – this is known to be the building block of cells, tissues and muscles making it vital for pregnant women. You need adequate amounts of protein every day to make sure that your baby will grow healthily and normally and also to prevent muscle wasting due to morning sickness in pregnant women.

o Organic/free range turkey or chicken

o Yogurt – this contains high amounts of calcium which is definitely important for building strong and healthy bones for your baby. Additionally, this is also to prevent you from developing osteoporosis later on in life.

- o Tofu

- o Soy milk

- o Peanut butter

- o Peas – this contains high amounts of folic acid which is essential for pregnant women to aid with the baby's nervous system development.

- o Wild salmon

- o Olive oil

- o Eggs

- o Cheese

- o Ham

- o Liver

- o Flaxseed – this contains DHA that aids in the proper and healthy development of the baby's brain, eyes, nervous and cardiovascular systems.

Incorporate a combination of all these so you get adequate amounts of nutrients each day to keep you and your baby healthy.

Planning your Meal

Proper meal planning is very crucial for pregnant women. You need to plan your meals carefully every day to make sure that you are getting enough nutrients to support your body and the development of your baby. If you are still confused on which foods to eat for breakfast, lunch, dinner and snacks in between, here are some tips and ideas you can try:

- Breakfast -as cliché as it sounds, breakfast is definitely the most important meal of the day. Why? One, it starts your metabolic functions and maintains them throughout the day. And two, without breakfast, you will easily feel tired and cranky. But if you are not a fan of eating a big breakfast, there are light alternatives you can go for that will give you ample amounts of energy and supply you with the necessary nutrients. Seasonal fresh fruits with yogurt are probably the ideal light breakfast. You can top it with almonds or walnuts and some seeds to make it even better. The nuts will help slow down your body's sugar burning rate coming from the fruits so you stay energized until your next meal. It is also a complete meal that contains carbohydrates, vitamins and minerals as well as protein. If you are having morning sickness, high protein snacks are ideal. A bowl of oatmeal with some flaxseed, cinnamon and light sweeteners like agave and honey can help manage that.

- Snacks before Lunch -taking snacks in between meals are highly advised for pregnant women so they don't binge on high-calorie foods during lunch time. We know for a fact that pregnant women are hungry most of the time because they need food for two people already. This is why skipping snacks in between meals can make them feel really hungry on their next meal making them eat meals that are high in calories to satisfy their hunger. But if they take healthy snacks in between, it can prevent them from overeating during lunch. A healthy trail mix is an ideal snack before lunch time. You can even easily make one on your own. Just mix some nuts, seeds of your choice, some dried fruits, and place them in a portable container, shake the container to mix the ingredients, and start eating. Fruits with seed butter are also a great and healthy snack packed with proteins. Take some apple slices and spread some almond or cashew butter on it. Not only does it taste really good, it is also very healthy as the seed butter is packed with zinc. Zinc is also important for pregnant women experiencing morning sickness as it is known to help stave off nausea. If you are not into nuts, some sliced veggies dipped in hummus can also be a great alternative.

- Lunch -because even pregnant women can be busy, packing an all-in-one meal may be a great idea. An all-in-one meal simply means a meal that consists of all foods that contain carbohydrates, protein, vitamins and minerals. A simple wrap or sandwich is definitely a great option. Some cucumber slices, lettuce, tomatoes, avocado, and arugula with some tuna or chicken slices are already a delectable and healthy complete meal. You can even top it with low-fat cheese if you want to for a more delicious sandwich or wrap for lunch.

- Snacks before Dinner -afternoon snacks are also important for pregnant women so they can stay satisfied until their next meal. Snacks before dinner serve the same purpose as snacks before lunch: to prevent pregnant women from binging on high calorie foods on their next meal. For such snacks, foods that are rich in high quality fat are a great option. However, make sure that the portions of your snacks are under control. A good serving of some marinated olives is a healthy and delicious snack before dinner that you can eat. It is also rich in essential fatty acids that are necessary for the baby's growth and development. Furthermore, olives help boost good cholesterol levels in the body. If you want to try something sweeter, an acai and blueberry smoothie is also a great option. Acai is a very healthy fruit that contains so many nutrients not many people are even aware of. It is rich in antioxidants, omega 3 and 6 fatty acids, and protein. It is a fruit that is packed with so much healthy fats without making you gain more weight. You can mix this smoothie up yourself but if you don't have time, they are also available in mixes or packaged smoothies.

This diet plan can certainly help pregnant women know what they need to eat so they can start planning their meals better. A balanced and healthy meal plan is necessary to keep pregnant women healthy and to aid in the healthy and normal growth and development of the baby.

Chapter 1.   Breakfast

1. Avocado and Chickpea Sandwiches

Preparation Time: 4 minutes

Cooking Time: 0 minute

Servings: 4

Ingredients:

- 1/2 cup canned chickpeas
- 1 small avocado
- 2 green onions, finely chopped
- 1 egg, hard boiled
- 1/2 tomato, cucumber

Directions:

1. Mash the avocado and chickpeas with a fork or potato masher until smooth. Add in green onions and salt and combine well. Spread this mixture on the four slices of bread. Top each slice with tomato, cucumber and egg, and serve.

Nutrition:

309 calories

9g fat

2g protein

2. Raisin Quinoa Breakfast

Preparation Time: 15 minutes

Cooking Time: 0 minute

Servings: 4

Ingredients:

- 1 cup quinoa
- 2 cups milk
- 2 tbsp. walnuts, crushed
- 2 tbsp. raisins, cranberries
- 1 tbsp. chia seeds

Directions:

1. Rinse quinoa with cold water and drain. Place milk and quinoa into a saucepan and bring to a boil. Add ½ tsp. of vanilla. Reduce heat to low and simmer for about 15 minutes stirring from time to time.

2. Set aside to cool then serve in a bowl, topped with honey, chia seeds, raisins, cranberries and crushed walnuts.

Nutrition:

299 calories

7g fat

1g protein

3. Banana Cinnamon Fritters

Preparation Time: 15 minutes

Cooking Time: 6 minutes

Servings: 4

Ingredients:

- 1 cup self-rising flour
- 1 egg, beaten
- 3/4 cup sparkling water
- 2 tsp ground cinnamon
- 2-3 bananas, cut diagonally into 4 pieces each

Directions:

1. Sift flour and cinnamon into a bowl and make a well in the center. Add egg and enough sparkling water to mix to a smooth batter.

2. Heat sunflower oil in a saucepan, enough to cover the base by 1-2 inch, so when a little batter dropped into the oil sizzles and rises to the surface. Dip banana pieces into the batter, then fry for 2-3 minutes or until golden. Pull out with a slotted spoon and drain on paper towels. Sprinkle with sugar and serve hot.

Nutrition:

209 calories

10g fat

2g protein

4. Veggie Casserole

Preparation Time: 25 minutes

Cooking Time: 45 minutes

Servings: 4

Ingredients:

- 1 lb. okra, trimmed

- 3 tomatoes, cut into wedges

- 3 garlic cloves, chopped

- 1 cup fresh parsley leaves, finely cut

Directions:

1. In a deep ovenproof baking dish, combine okra, sliced tomatoes, olive oil and garlic. Add in salt and black pepper to taste, and toss to combine. Bake in a prepared oven at 350 F for 45 minutes. Garnish with parsley and serve.

Nutrition:

302 calories

13g fat

6g protein

5. Egg and Cheese Casserole with Chayote Squash

Preparation Time: 5 minutes

Cooking Time: 4 hours

Servings: 4

Ingredients:

- 1 teaspoon olive oil
- 1 red onion, diced
- 2 small chayote squash, grated
- ½ small red bell pepper, diced
- 10 large eggs, beaten
- ¼ cup low-fat cottage cheese
- 2 tablespoons milk
- ½ teaspoon ground cumin
- 2 cups grated cheesed
- Salt and pepper to taste

Directions:

1. Combine all fixings in a mixing bowl. Pour into the slow cooker.
2. Cook on high within 3 hours or on low for 4 hours.

Nutrition:

Calories: 209

Carbohydrates: 6.3g

Protein: 35.2g

Fat: 33.6g

Sugar: 1.5g

Sodium: 362mg

Fiber: 3.2g

6. Sausage and Kale Strata

Preparation Time: 5 minutes

Cooking Time: 4 hours

Servings: 12

Ingredients:

- 12 eggs, beaten
- 2 ½ cups milk
- Salt and pepper to taste
- 2 tablespoons fresh oregano, minced
- 2 pounds' breakfast sausages, sliced
- 1 bunch kale, torn into pieces
- 16 ounces' white mushrooms, sliced
- 2 ½ cups Monterey Jack cheese, grated

Directions:

1. Mix all fixings in a large mixing bowl until well combined.
2. Pour into the slow cooker and close the lid. Set to cook on high within 3 hours or low for 4 hours.

Nutrition:

Calories: 231

Carbohydrates: 4.5g

Protein: 32.3g

Fat: 37.4g

Sugar: 0.6g

Sodium: 525mg

Fiber: 3.2g

7. Tahini Pine Nuts Toast

Preparation Time: 5 minutes

Cooking Time: 0 minute

Servings: 2

Ingredients:

- 2 whole wheat bread slices, toasted

- 1 tablespoon tahini paste

- 2 teaspoons feta cheese, crumbled

- Juice of ½ lemon

- 2 teaspoons pine nuts

Directions:

1. Whisk tahini with the 1 tsp. of water and the lemon juice well and spread over the toasted bread slices.

2. Top each serving with the remaining ingredients and serve for breakfast.

Nutrition:

142 calories

7.6g fat

5.8g protein

8. Blueberries Quinoa

Preparation Time: 5 minutes

Cooking Time: 0 minutes

Servings: 4

Ingredients:

- 2 cups quinoa, almond milk
- ½ teaspoon cinnamon powder
- 1 tablespoon honey
- 1 cup blueberries
- ¼ cup walnuts, chopped

Directions:

1. In a bowl, scourge quinoa with the milk and the rest of the ingredients, toss, divide into smaller bowls, and serve breakfast.

Nutrition:

284 calories

14.3g fat

4.4g protein

9. Raspberries and Yogurt Smoothie

Preparation Time: 5 minutes

Cooking Time: 0 minutes

Servings: 2

Ingredients:

- 2 cups raspberries
- ½ cup Greek yogurt
- ½ cup almond milk
- ½ teaspoon vanilla extract

Directions:

1. In your blender, combine the raspberries with the milk, vanilla and the yogurt, pulse

well, divide into 2 glasses, and serve breakfast.

Nutrition:

245 calories

9.5g fat

1.6g protein

10. Cottage Cheese and Berries Omelet

Preparation Time: 5 minutes

Cooking Time: 4 minutes

Servings: 1

Ingredients:

- 1 egg, whisked
- 1 teaspoon cinnamon powder
- 1 tablespoon almond milk
- 3 ounces' cottage cheese
- 4 ounces' blueberries

Directions:

1. Scourge egg with the rest of the ingredients except the oil and toss.
2. Preheat pan with the oil over medium heat, add the eggs mix, spread, cook for 2 minutes on each side, transfer to a plate and serve.

Nutrition:

190 calories

8g fat

2g protein

11. Salmon Frittata

Preparation Time: 5 minutes

Cooking Time: 27 minutes

Servings: 4

Ingredients:

- 1-pound gold potatoes, roughly cubed
- 1 tablespoon olive oil
- 2 salmon fillets, skinless and boneless
- 8 eggs, whisked
- 1 teaspoon mint, chopped

Directions:

1. Put the potatoes in a boiling water at medium heat, then cook for 12 minutes, drain and transfer to a bowl.

2. Arrange the salmon on a baking sheet lined with parchment paper, grease with cooking spray, and broil over medium-high heat for 5 minutes on each side, cool down, flake and put in a separate bowl.

3. Warm up a pan with the oil over medium heat, add the potatoes, salmon, and the rest of the ingredients except the eggs and toss.

4. Add the eggs on top, put the lid on and cook over medium heat for 10 minutes.

5. Divide the salmon between plates and serve.

Nutrition:

289 calories

11g fat

4g protein

12. Avocado and Olive Paste on Toasted Rye Bread

Preparation Time: 5 minutes

Cooking Time: 0 minute

Servings: 4

Ingredients:

- 1 avocado, halved, peeled and finely chopped
- 1 tbsp. green onions, finely chopped
- 2 tbsp. green olive paste
- 4 lettuce leaves
- 1 tbsp. lemon juice

Directions:

1. Crush avocados with a fork or potato masher until almost smooth. Add the onions, green olive paste and lemon juice. Season with salt and pepper to taste. Stir to combine.

2. Toast 4 slices of rye bread until golden. Spoon 1/4 of the avocado mixture onto each slice of bread, top with a lettuce leaf and serve.

Nutrition:

291 calories

13g fat

3g protein

13. Egg Cake Recipe with Peppers, Kale, and Cheddar

Preparation Time: 10 minutes

Cooking Time: 4 hours

Servings: 6

Ingredients:

- 1 dozen eggs, beaten
- ¼ cup milk
- ¼ cup almond flour
- 1 clove of garlic, minced
- Salt and pepper to taste
- 1 cup kale, chopped
- 1 red bell pepper, chopped
- ¾ cup mozzarella cheese, grated
- 1 green onion, chopped

Directions:

In a mixing bowl, combine all fixings.

Pour into the slow cooker. Cook on high within 4 hours or on high for 6 hours. Serve.

Nutrition:

Calories: 527

Carbohydrates: 3.1g

Protein: 42.3g

Fat: 45.6g

Sugar: 0.5g

Sodium: 425mg

Fiber: 2.4g

14. Feta Cheese and Kale Breakfast Casserole

Preparation Time: 5 minutes

Cooking Time: 4 hours

Servings: 6

Ingredients:

- 10 ounces' kale, chopped
- 2 teaspoons olive oil
- ¾ cup feta cheese, crumbled
- 12 eggs, beaten
- Salt and pepper to taste

Directions:

1. Mix all fixings in a large mixing bowl until well combined.
2. Put the batter inside the slow cooker, then cook on high for 3 hours or low for 4 hours.

Nutrition:

Calories: 397

Carbohydrates: 4g

Protein: 32.2g

Fat: 29.4g

Sugar: 0.6g

Sodium: 425mg

Fiber: 3.2g

15.   Cauliflower and Ham Casserole

Preparation Time: 5 minutes

Cooking Time: 4 hours

Servings: 6

Ingredients:

- 1 head cauliflower, grated
- 1 cup ham, cubed
- ½ cup mozzarella cheese, grated
- ½ cup cheddar cheese, grated
- 1 onion, chopped
- Salt and pepper to taste
- 10 eggs, beaten

Directions:

1. Mix all fixings in a bowl. Pour into the slow cooker.
2. Cook on high within 3 hours or on low for 4 hours.

Nutrition:

Calories: 418

Carbohydrates: 5.2g

Protein: 28.1g

Fat: 42.4g

Sugar: 0.5g

Sodium: 831mg

Fiber: 2.1g

16. Sausage-Stuffed Eggplants

Preparation Time: 10 minutes

Cooking Time: 6 hours

Servings: 6

Ingredients:

- 12 ounces' sausage links, chopped
- 2 cloves of garlic, minced
- 2 tablespoons rosemary, fresh
- Salt and pepper to taste

- 3 small eggplants, sliced
- 6 slices mozzarella cheese

Directions:

1. Mix all items in a bowl. Line a foil at the bottom of the slow cooker.
2. Grease with cooking spray. Pour into the slow cooker and cook on low for 6 hours or on high for 4 hours.

Nutrition:

Calories: 471

Carbohydrates: 6.3g

Protein: 16.83g

Fat: 38.9g

Sugar: 0.4g

Sodium: 1107mg

Fiber: 3.8g

17. Zucchini Sausage Breakfast "Bake"

Preparation Time: 5 minutes

Cooking Time: 4 hours

Servings: 12

Ingredients:

- 1-pound Italian sausages, chopped
- ½ cup coconut flour
- 2 teaspoons baking powder
- 1 teaspoon salt
- ½ teaspoon pepper
- 8 ounces' cream cheese
- 10 large eggs
- 2 small zucchinis, grated and excess water squeezed
- 4 cloves of garlic, minced
- 1 cup cheese, shredded

Directions:

1. Mix all fixings in a bowl. Set in the slow cooker; cook within 3 hours on high or on low for 4 hours.

Nutrition:

Calories: 344

Carbohydrates: 6.3g

Protein: 21g

Fat: 27g

Sugar: 0.4g

Sodium: 736mg

Fiber: 4g

18. Cheddar Jalapeno Breakfast Sausages

Preparation Time: 5 minutes

Cooking Time: 6 hours

Servings: 12

Ingredients:

- 12 medium-sized breakfast sausages
- 1 jalapeno pepper, chopped
- ½ cup cheddar cheese, grated
- ¼ cup heavy cream
- Salt and pepper to taste

Directions:

2. Mix all items in a bowl, then put it into the slow cooker.
3. Set to cook on low for 6 hours or on high for 4 hours.
4. Garnish with parsley on top.

Nutrition:

Calories: 472

Carbohydrates: 1.2g

Protein: 32.6g

Fat: 42.4g

Sugar: 0g

Sodium: 731mg

Fiber: 0.4g

19. Chocolate Peanut Butter Breakfast Bars

Preparation Time: 15 minutes

Cooking Time: 6 hours

Servings: 12

Ingredients:

- 4 ounces' cream cheese, softened
- 1 large egg, beaten
- 2 cups almond flour
- ½ cup chunky peanut butter
- ½ cup heavy cream
- 3 tablespoons stevia sweetener
- 1 teaspoon vanilla extract
- ½ cup dark chocolate chips

Directions:

1. Mix the cream cheese, egg, almond flour, peanut butter, heavy cream, stevia, vanilla extract, and

chocolate chips in a large mixing bowl using a hand mixer.
2. Put the bottom of the slow cooker with foil and grease with cooking spray.
3. Pour the batter inside the slow cooker and cook for 5 hours or on low or 3 hours on high.

Nutrition:

Calories: 170

Carbohydrates: 4.4g

Protein: 8.1g

Fat: 20.5g

Sugar: 1.2g

Sodium: 732mg

Fiber: 1.7g

Chapter 2.   Lunch

20.   Pasta with Lemon and Artichokes

Preparation Time: 10minutes

Cooking Time: 20minutes

Servings: 4

Ingredients:

- 16 ounces linguine or angel hair pasta
- 1/4 cup extra-virgin olive oil
- 8 garlic cloves, finely minced or pressed
- 2 (15-ounce) jars water-packed artichoke hearts, drained and quartered
- 2 tablespoons freshly squeezed lemon juice
- 1/4 cup thinly sliced fresh basil
- 1 teaspoon sea salt
- Freshly ground black pepper

Directions:

1. Use a large pot of water to a boil over high heat and cook the pasta until al dente according to the directions on the package.

2. While the pasta is cooking, heat the oil in a skillet over medium heat and cook the garlic, stirring often, for 1 to 2 minutes until it just begins to brown. Toss the garlic with the artichokes in a large bowl.

3. When the pasta is done, drain it and add it to the artichoke mixture, then add the lemon juice, basil, salt, and pepper. Gently stir and serve.

Nutrition:

Calories: 237

Total fat: 7g

Protein: 52g

Sodium: 346

Fat: 19g

21. Roasted Pine Nut Orzo

Preparation Time: 10minutes

Cooking Time: 15minutes

Servings: 3

Ingredients:

- 16 ounces orzo

- 1 cup diced roasted red peppers

- 1/4 cup pitted, chopped Klamath olives

- 4 garlic cloves, minced or pressed

- 3 tablespoons olive oil

- 1.1/2 tablespoons squeezed lemon juice

- 2 teaspoons balsamic vinegar

- 1 teaspoon sea salt

- 1/4 cup pine nuts

- 1/4 cup packed thinly sliced or torn fresh basil

Directions:

1. Use a large pot of water to a boil over medium-high heat and add the orzo. Cook, stirring often, for 10 minutes, or until the orzo has a chewy and firm texture. Drain well.

2. While the orzo is cooking, in a large bowl, combine the peppers, olives, garlic, olive oil, lemon juice, vinegar, and salt. Stir well.

3. In a dry skillet toasts the pine nuts over medium-low heat until aromatic and lightly browned, shaking the pan often so that they cook evenly

4. Upon reaching the desired texture and add it to the sauce mixture within a minute or so, to avoid clumping.

Nutrition:

Calories: 537

Total fat: 7g

Protein: 72g

Sodium: 246

Fat: 19g

22. Cauliflower Latke

Preparation Time: 15 minutes

Cooking Time: 30 minutes

Servings: 4

Ingredients:

- 12 oz. cauliflower rice, cooked
- 1 egg, beaten
- 1/3 cup cornstarch
- Salt and pepper to taste
- ¼ cup vegetable oil, divided
- ¼ up chopped onion chives

Directions:

1. Squeeze excess water from the cauliflower rice using paper towels.
2. Place the cauliflower rice in a bowl
3. Stir in the egg and cornstarch.
4. Season with salt and pepper.
5. Pour 2 tablespoons of oil into a pan over medium heat.
6. Add 2 to 3 tablespoons of the cauliflower mixture into the pan.
7. Cook for 3 minutes per side or until golden.
8. Repeat until you've used up the rest of the batter.
9. Garnish with chopped chives.

Nutrition:

Calories: 209

Total fat: 15.2g

Sodium: 331mg

Potassium: 21mg

Carbohydrates: 13.4g

Fiber: 1.9g

Sugar: 2g

Protein: 3.4g

23. Vegan Chicken & Rice

Preparation Time: 15 minutes

Cooking Time: 3 hours and 30 minutes

Servings: 8

Ingredients:

- 8 Tofu thighs
- Salt and pepper to taste
- ½ teaspoon ground coriander
- 2 teaspoons ground cumin
- 17 oz. brown rice, cooked
- 30 oz. black beans
- 1 tablespoon olive oil
- Pinch cayenne pepper
- 2 cups pico de gallo
- ¾ cup radish, sliced thinly
- 2 avocados, sliced

Directions:

1. Season the tofu with salt, pepper, coriander and cumin.
2. Place in a slow cooker.
3. Pour in the stock.
4. Cook on low for 3 hours and 30 minutes.
5. Place the tofu in a cutting board.
6. Shred the chicken.

7. Toss the tofu shreds in the cooking liquid.
8. Serve the rice in bowls, topped with the tofu and the rest of the ingredients.

Nutrition:

Calories: 470

Total fat: 17g

Sodium: 615mg

Carbohydrates: 40g

Fiber: 11g

Sugar: 1g

Protein: 40g

24. Rice Bowl with Edamame

Preparation Time: 10 minutes

Cooking Time: 3 hours and 50 minutes

Servings: 6

Ingredients:

- 1 tablespoon coconut oil, melted
- ¾ cup brown rice (uncooked)
- 1 cup wild rice (uncooked)
- Cooking spray
- 4 cups vegetable stock

- 8 oz. shelled edamame
- 1 onion, chopped
- Salt to taste
- ½ cup dried cherries, sliced
- ½ cup pecans, toasted and sliced
- 1 tablespoon red wine vinegar

Directions:

1. Add the rice and coconut oil in a slow cooker sprayed with oil.
2. Pour in the stock and stir in the edamame and onions.
3. Season with salt.
4. Seal the pot.
5. Cook on high for 3 hours and 30 minutes.
6. Stir in the dried cherries.
7. Let sit for 5 minutes.
8. Stir in the rest of the ingredients before serving.

Nutrition:

Calories: 381

Total fat: 12g

Sodium: 459mg

Carbohydrates: 61g

Fiber: 7g

Sugar: 13g

Protein: 12g

25. Chickpea Avocado Sandwich

Preparation Time: 10 minutes

Cooking Time: 5 minutes

Servings: 2

Ingredients:

- Chickpeas – 1 can
- Avocado – 1
- Dill, dried – .25 teaspoon
- Onion powder – .25 teaspoon
- Sea salt – .5 teaspoon
- Celery, chopped – .25 cup
- Green onion, chopped – .25 cup
- Lime juice – 3 tablespoons
- Garlic powder – .5 teaspoon
- Dark pepper, ground – dash
- Tomato, sliced – 1
- Lettuce – 4 leaves
- Bread – 4 slices

Directions:

1. Drain the canned chickpeas and rinse them under cool water. Place them in a bowl along with the herbs, spices, sea salt, avocado, and lime

juice. Using a potato masher or fork, mash the avocado and chickpeas together until you have a thick filling. Try not to mash the chickpeas all the way, as they create texture.

2. Stir the celery and green onion into the filling and prepare your sandwiches.
3. Layout two slices of bread, top them with the chickpea filling, some lettuce, and sliced tomato. Top them off with the two remaining slices, slice the sandwiches in half, and serve.

Nutrition:

Calories 471

Total fat: 5g

Protein: 60g

Sodium: 230

Fat: 16g

26. Butternut Squash Soup

Preparation Time: 10minutes

Cooking Time: 70 minutes

Servings: 4

Ingredients:

- 2 (10-ounce) packages frozen butternut squash

- 6 cups water

- 1 medium yellow onion, chopped

- 1 teaspoon minced garlic (2 cloves)

- 5 vegetable bouillon cubes

- 2 bay leaves

- 1/4 teaspoon freshly ground black pepper

- 1/8 teaspoon cayenne pepper

- 1 (8-ounce) package vegan cream cheese, cut into chunks

Directions:

1. Combine the butternut squash, water, onion, garlic, bouillon cubes, bay leaves, black pepper, and cayenne pepper in a slow cooker. Stir to mix.

2. Cook on low heat.

3. Remove the bay leaves.

4. Purée half of the soup using a blender.

5. Stir in the cream cheese. Cover and cook on low for 30 minutes longer.

Nutrition:

Calories: 617

Total fat: 2g

Protein: 82g

Sodium: 563mg

Fiber: 10g

27. Split-Pea Soup

Preparation Time: 10minutes

Cooking Time: 65 minutes

Servings: 5

Ingredients:

- 1 pound dried green split peas, rinsed
- 6 cups water
- 3 carrots, diced
- 3 celery stalks, diced
- 1 medium russet potato, peeled and diced
- 1 small yellow onion, diced
- 1.1/2 teaspoons minced garlic (3 cloves)
- 5 vegetable bouillon cubes
- 1 bay leaf

- Freshly ground black pepper

Directions:

1. Combine the split peas, water, carrots, celery, potato, onion, garlic, bouillon cubes, and bay leaf in a slow cooker; mix well.

2. Cook on low heat, and season with pepper.

Nutrition:

Calories: 817

Total fat: 2g

Protein: 82g

Sodium: 363mg

Fiber: 10g

28. Tomato Bisque

Preparation Time: 10minutes

Cooking Time: 65 minutes

Servings: 4

Ingredients:

- 2 (28-ounce) cans crushed tomatoes

- 1 (28-ounce) can whole peeled tomatoes, with juice
- 1 (15-ounce) can white beans, drained and rinsed
- 1/2 cup cashew pieces
- 2 vegetable bouillon cubes
- 1 tablespoon dried basil
- 2 teaspoons minced garlic (4 cloves)
- 3 cups water
- Pinch salt
- Freshly ground black pepper to taste

Directions:

1. Combine the crushed tomatoes, whole peeled tomatoes, white beans, cashew pieces, bouillon cubes, dried basil, garlic, and water in a slow cooker.

2. Cook on low heat.

3. Blend the soup until smooth. Season with salt and pepper.

Nutrition:

Calories: 817

Total fat: 2g

Protein: 82g

29. Cheesy Potato-Broccoli Soup

Preparation Time: 15minutes

Cooking Time: 70minutes

Servings: 4

Ingredients:

- 2 pounds red or Yukon potatoes, chopped

- 1 (10-ounce) bag frozen broccoli

- 2 cups unsweetened nondairy milk

- 1 small yellow onion, chopped

- 1.1/2 teaspoons minced garlic (3 cloves)

- 3 vegetable bouillon cubes

- 4 cups water

- 1 cup melts able vegan Cheddar-cheese shreds (such as Diana or Follow Your Heart)

- Pinch salt

- Freshly ground black pepper

Directions:

1. Combine the potatoes, broccoli, nondairy milk, onion, garlic, bouillon cubes, and water in a slow cooker; mix well.

2. Cook on low heat.

3. Forty-five minutes before serving, use an immersion blender (or a regular blender, working in batches) to blend the soup until it's nice and creamy.

4. Stir in the vegan cheese, cover, and cook for another 45 minutes.

5. Season with salt and pepper.

Nutrition:

Calories: 517

Total fat: 2g

Protein: 92g

30. Vegetable Stew

Preparation Time: 15minutes

Cooking Time: 65minutes

Servings: 4

Ingredients:

- 1 (28-ounce) can diced tomatoes, with juice
- 1 can white beans
- 1 cup diced green beans
- 2 medium potatoes, diced
- 1 cup frozen carrots and peas mix
- 1 small yellow onion, diced
- 1 (1-inch) piece ginger, peeled and minced
- 1 teaspoon minced garlic (2 cloves)
- 3 cups Vegetable Broth
- 2 teaspoons ground cumin
- 1/2 teaspoon red pepper flakes
- Juice of 1/2 lemon
- 1 cup dried pasta
- Pinch salt
- Freshly ground black pepper
- Pesto, for serving, as desired

Directions:

1. Combine the diced tomatoes, white beans, green beans, potatoes, carrots and peas mix, onion, ginger, garlic, vegetable broth, cumin, red pepper flakes, and lemon juice in a slow cooker.

2. Cook on low heat.

3. Pour with salt and pepper and serve with a dollop of pesto.

Nutrition:

Calories: 617

Total fat: 2g

Protein: 92g

Sodium: 356

Fat: 16g

31. Frijoles De La Olla

Preparation Time: 15minutes

Cooking Time: 65minutes

Servings: 4

Ingredients:

- 1 pound dry pinto beans, rinsed
- 1 small yellow onion, diced

- 1 jalapeño pepper, seeded and finely chopped

- 1.1/2 teaspoons minced garlic (3 cloves)

- 1 tablespoon ground cumin

- 1/2 teaspoon Mexican oregano (optional)

- 1 teaspoon red pepper flakes (optional)

- 4 cups water

- 2 tablespoons salt

Directions:

1. Place the beans, onion, jalapeño, garlic, cumin, oregano (if using), red pepper flakes (if using), water, and salt in a slow cooker.

2. Cook on low heat.

Nutrition:

Total fat: 2g

Protein: 82g

Sodium: 346

Fat: 16g

32. Vegetable Hominy Soup

Preparation Time: 15minutes

Cooking Time: 30minutes

Servings: 4

Ingredients:

- 1 (28-ounce) can hominy, drained
- 1 (28-ounce) can diced tomatoes with green chills
- 5 medium red or Yukon potatoes, diced
- 1 large yellow onion, diced
- 2 cups chopped carrots
- 2 celery stalks, chopped
- 2 teaspoons minced garlic (4 cloves)
- 2 tablespoons chopped cilantro
- 1.1/2 tablespoons ground cumin
- 1.1/2 tablespoons seasoned salt
- 1 tablespoon chili powder
- 1 bay leaf
- 4 vegetable bouillon cubes
- 5 cups water
- Pinch salt

- Freshly ground black pepper

Directions:

1. Combine the hominy, diced tomatoes, potatoes, onion, carrots, celery, garlic, cilantro, cumin, seasoned salt, chili powder, bay leaf, vegetable bouillon, and water in a slow cooker; mix well. Cook on low heat.

2. .Remove the bay leaf. Season with salt and pepper.

Nutrition:

Calories: 417

Total fat: 2g

Protein: 72g

Sodium: 152

Fat: 16g

33. Lentil-Quinoa Chili

Preparation Time: 15minutes

Cooking Time: 30minutes

Servings: 4

Ingredients:

- 1/2 cup dry green lentils

- 1 can black beans

- 1/3 cup uncooked quinoa, rinsed

- 1 small yellow onion, diced

- 2 medium carrots, diced

- 2 teaspoons ground cumin

- 2 teaspoons chili powder

- 1.1/2 teaspoons minced garlic (3 cloves)

- 1 teaspoon dried oregano

- 3 vegetable bouillon cubes

- 1 bay leaf

- 4 cups water

- Pinch salt

Directions:

1. Place the lentils, black beans, quinoa, onion, carrots, cumin, chili powder, garlic, oregano, bouillon cubes, bay leaf, and water in a slow cooker; mix well.

2. Cook on low heat.

3. Remove the bay leaf, season with salt, and serve.

Nutrition:

Calories: 617

Total fat: 2g

Protein: 72g

Sodium: 125

Fat: 16g

34. Eggplant Curry

Preparation Time: 15minutes

Cooking Time: 35minutes

Servings: 5

Ingredients:

- 5 cups chopped eggplant
- 4 cups chopped zucchini
- 2 cups stemmed and chopped kale
- 1 (15-ounce) can full-fat coconut milk
- 1 (14.5-ounce) can diced tomatoes, drained
- 1 (6-ounce) can tomato paste
- 1 medium yellow onion, chopped

- 2 teaspoons minced garlic (4 cloves)

- 1 tablespoon curry powder

- 1 tablespoon gram masala

- 1/4 teaspoon cayenne pepper

- 1/4 teaspoon ground cumin

- 1 teaspoon salt

- Cooked rice, for serving

Directions:

1. Combine the eggplant, zucchini, kale, coconut milk, diced tomatoes, tomato paste, onion, garlic, curry powder, gram masala, cayenne pepper, cumin, and salt in a slow cooker; mix well.

2. Cook on low heat.

Nutrition:

Calories: 417

Total fat: 2g

Protein: 72g

Sodium: 57

Fat: 19g

35. Meaty Chili

Preparation Time: 15minutes

Cooking Time: 40minutes

Servings: 5

Ingredients:

- 1 tablespoon olive oil
- 2 packages of faux-ground-beef veggie crumble (such as Beyond Meat)
- 1 large red onion, chopped
- 1 large jalapeño pepper, seeded and chopped
- 2 1/2 teaspoons minced garlic
- 1 can diced tomatoes
- 1 can kidney beans
- 1 can black beans
- 1/2 cup frozen corn
- 1/4 cup chili powder
- 2 tablespoons ground cumin
- 1 teaspoon smoked paprika
- 1 vegetable bouillon cube

- 1.1/2 cups water

Directions:

1. Heat the olive oil in a sauté pan over medium-high heat. Add the veggie crumbles, onion, jalapeño, and garlic, and cook for 3 to 4 minutes, stirring occasionally.

2. Combine the veggie-crumble mixture, diced tomatoes, kidney beans, black beans, frozen corn, chili powder, cumin, smoked paprika, bouillon cube, and water in a slow cooker; mix well.

3. Cook on low heat.

Nutrition:

Calories: 547

Total fat: 8g

Protein: 62g

Sodium: 68

Fat: 5g

36. Sweet Potato Bisque

Preparation Time: 15minutes

Cooking Time: 45minutes

Servings: 4

Ingredients:

- 2 sweet potatoes, peeled and sliced

- 2 cups frozen butternut squash

- 2 (14.5-ounce) cans full-fat coconut milk

- 1 medium yellow onion, sliced

- 1 teaspoon minced garlic (2 cloves)

- 1 tablespoon dried basil

- 1 tablespoon chili powder

- 1 tablespoon ground cumin

- 1/2 cup water

- Pinch salt

- Freshly ground black pepper

Directions:

1. Combine the sweet potatoes, butternut squash, coconut milk, onion, garlic, dried basil, chili powder, cumin, and water in a slow cooker; mix well.

2. Cook on low heat.

3. Blend the soup until it's nice and creamy.

4. Season with salt and pepper.

Nutrition:

Calories: 447

Total fat: 8g

Protein: 72g

Fat: 7g

37. Chickpea Medley

Preparation Time: 5minutes

Cooking Time: 15minutes

Servings: 4

Ingredients:

- 2 tablespoons tahini

- 2 tablespoons coconut amines

- 1 (15-ounce) can chickpeas or 1.1/2 cups cooked chickpeas, rinsed and drained

- 1 cup finely chopped lightly packed spinach

- 1 Carrot, peeled and grated

Directions:

1. Merge together the tahini and coconut amines in a bowl.

2. Add the chickpeas, spinach, and carrot to the bowl. Stir well and serve at room temperature.

3. *Simple Swap*: Coconut amines are almost like a sweeter, mellower version of soy sauce. However, if you want to use regular soy sauce or tamari, just use 11/2 tablespoons and add a dash of maple syrup or agave nectar to balance out the saltiness.

Nutrition:

Calories: 437

Total fat: 8g

Protein: 92g

Fat: 6g

38. Moroccan Couscous

Preparation Time: 5minutes

Cooking Time: 5minutes

Servings: 4

Ingredients:

- 1 cup couscous

- 1.1/2 cups water

- 1.1/2 teaspoons orange

- 3/4 cup freshly squeezed orange juice

- 4 or 5 garlic cloves, minced or pressed

- 2 tablespoons raisins

- 2 tablespoons pure maple syrup or agave nectar

- 2.1/4 teaspoons ground cumin

- 2.1/4 teaspoons ground cinnamon

- 1/4 teaspoon paprika

- 2.1/2 tablespoons minced fresh mint

- 2 teaspoons freshly squeezed lemon juice

- 1/2 teaspoon sea salt

Directions:

1. Merge the couscous and water. Add the orange zest and juice, garlic, raisins, maple syrup, cumin, cinnamon, and paprika and stir. Bring the mixture to a boil over medium-high heat.

2. Remove the couscous from the heat and stir well. Cover with a tight-fitting lid and set aside until all of the liquids are absorbed and the couscous

is tender and fluffy. Gently stir in the mint, lemon juice, and salt. Serve warm or cold.

Nutrition:

Calories: 637

Total fat: 7g

Protein: 52g

Fat: 3g

39. Moroccan Tempeh

Preparation Time: 15minutes

Cooking Time: 20minutes

Servings: 4

Ingredients:

- 1 pound plain tempeh
- 1 cup water
- 1/4 cup tamari, shout, or soy sauce
- 1.1/2 cups gluten-free all-purpose flour
- 1/2 cup cornmeal
- 1/4 cup sesame seeds
- 1 teaspoon paprika

- 1 teaspoon sea salt

- 1 teaspoon freshly ground black pepper

- 1 cup plain unsweetened nondairy milk

- 1/2 cup sunflower oil

Directions:

1. Gently slice the tempeh into 8 rectangular cutlets that are approximately 2 1/2 by 4 inches in size and 1/2 inch thick, or half their original thickness. Evenly pour the water and tamari on top.

2. Mix the flour, cornmeal, sesame seeds, paprika, salt, and pepper. Pour the milk into another shallow bowl.

3. In the now-empty skillet, heat the oil over medium-high heat. While it is heating, dip a tempeh cutlet in the milk, and then in the flour coating. Then dip the tempeh in the milk again, then in the flour coating a second time to form an even, thick layer of coating on all sides. Repeat with all the tempeh cutlets.

4. Working in batches, pan-fry the cutlets for about 2 minutes on each side until golden brown. Remove and drain on paper towels.

5. Place each tempeh cutlet on a plate, drizzle with the sauce, and serve immediately.

Nutrition:

Calories: 437

Total fat: 7g

Protein: 32g

Fat: 8g

40. Roasted Tomato Sandwich

Preparation Time: 30 minutes

Cooking Time: 25 minutes

Servings: 2

Ingredients:

- Sourdough bread – 4 slices
- Tomatoes, large, cut into eight rounds – 2
- Avocado – 1
- Sea salt – .25 teaspoon
- Vegan mayonnaise – .25 cup
- Garlic, minced – 2 cloves
- Juice of lemon fruit – 1 tablespoon
- Oregano, dried – .25 teaspoon
- Black ground pepper – .25 teaspoon
- Olive oil – 2 tablespoons

- Fresh basil – .25 cup
- Arugula – .25 cup

Directions:

1. Begin by setting your electric cooker to Fahrenheit 350 degrees and lining an aluminum sheet pan with kitchen parchment. Layout the sliced tomatoes on the sheet, and sprinkle them with part of the salt, oregano, and pepper, and allow them to roast until tender, about fifteen minutes.

2. Meanwhile, prepare the garlic aioli. Whisk together the mayonnaise, garlic, juice of lemon fruit, and some sea salt and pepper. Chill in the fridge until use.

3. Use a pastry brush and coat one side of each slice of bread with the olive oil. While doing this preheat a skillet over midway warmth. Once hot, toast the bread oil-side down until browned and then remove them from the heat.

4. To prepare the sandwiches, lay out the bread, oil side down. On each slice spread the garlic aioli. On half of the slices cover with the roasted tomatoes, sliced avocado, basil, and arugula. Top these slices with their matched slice without toppings. Slice the sandwiches in half before serving.

Nutrition:

Calories 525

Total fat: 6g

Protein: 70g

Fat: 18g

41. Chicken and Pepperoni

Preparation Time: 4 minutes

Cooking Time: 4 hours

Serving: 5

Ingredients

- 3½ to 4 pounds meaty chicken pieces
- 1/8 teaspoon salt
- 1/8 teaspoon black pepper
- 2 ounces sliced turkey pepperoni
- ¼ cup sliced pitted ripe olives
- ½ cup reduced-sodium chicken broth
- 1 tablespoon tomato paste
- 1 teaspoon dried Italian seasoning, crushed

- ½ cup shredded part-skim mozzarella cheese (2 ounces)

Direction

1. Put chicken into a 3 1/2 to 5-qt. slow cooker. Sprinkle pepper and salt on the chicken. Slice pepperoni slices in half. Put olives and pepperoni into the slow cooker. In a small bowl, blend Italian seasoning, tomato paste and chicken broth together. Transfer the mixture into the slow cooker.

2. Cook with a cover for 3-3 1/2 hours on high.

3. Transfer the olives, pepperoni and chicken onto a serving platter with a slotted spoon. Discard the cooking liquid. Sprinkle cheese over the chicken. Use foil to loosely cover and allow to sit for 5 minutes to melt the cheese.

Nutrition

243 Calories

1g Carbohydrate

41g Protein

42. Chicken Tortilla Soup

Preparation Time: 10 minutes

Cooking Time: 35 minutes

Serving: 4

Ingredients:

- 1 tablespoon extra-virgin olive oil

- 1 onion, thinly sliced

- 1 garlic clove, minced

- 1 jalapeño pepper, diced

- 2 boneless, skinless chicken breasts

- 4 cups low-sodium chicken broth

- 1 roma tomato, diced

- ½ teaspoon salt

- 2 (6-inch) corn tortillas

- Juice of 1 lime

- Minced fresh cilantro, for garnish

- ¼ cup shredded cheddar cheese, for garnish

Direction

1. In a medium pot, cook oil over medium-high heat. Add the onion and cook for 3 to 5 minutes until it begins to soften. Add the garlic and jalapeño, and cook until fragrant, about 1 minute more.

2. Add the chicken, chicken broth, tomato, and salt to the pot and boil. Lower heat to medium and simmer mildly for 20 to 25 minutes. Remove the chicken from the pot and set aside.

3. Preheat a broiler to high.

4. Spray the tortilla strips with nonstick cooking spray and toss to coat. Spread in a single layer on a baking sheet and broil for 3 to 5 minutes, flipping once, until crisp.

5. Once chicken is cooked, shred it with two forks and return to the pot.

6. Season the soup with the lime juice. Serve hot, garnished with cilantro, cheese, and tortilla strips.

Nutrition:

191 Calories

13g Carbohydrates

2g Sugars

43. Chicken Mushroom Stroganoff

Preparation Time: 5 minutes

Cooking Time: 25 minutes

Servings: 6

Ingredients:

- 1 cup fat-free sour cream
- 2 tablespoons flour
- 1 tablespoon Worcestershire sauce
- ½ teaspoon dried thyme
- 1 chicken bouillon cube, crushed
- Salt and pepper
- ½ cup water
- 1 medium yellow onion
- 8 ounces sliced mushrooms
- 1 tablespoon olive oil
- 2 cloves minced garlic
- 12 ounces chicken breast
- 6 ounces whole-wheat noodles, cooked

Direction:

1. Whisk together 2/3 cup of the sour cream with the flour, Worcestershire sauce, thyme, and crushed bouillon in a medium bowl.

2. Season with salt and pepper then slowly stir in the water until well combined.

3. Cook oil in a large skillet over medium-high heat.

4. Sauté onions, mushrooms for 3 minutes.

5. Cook garlic for 2 minutes more then add the chicken.

6. Pour in the sour cream mixture and cook until thick and bubbling.

7. Reduce heat and simmer for 2 minutes.

8. Spoon the chicken and mushroom mixture over the cooked noodles and garnish with the remaining sour cream to serve.

Nutrition:

295 Calories

29.6g Carbohydrates

2.9g Fiber

44. Herb Lemon Salmon

Preparation Time: 10 minutes

Cooking Time: 27 minutes

Serving: 2

Ingredients

- 2 cups water

- 2/3 cup farro

- 1 medium eggplant

- 1 red bell pepper

- 1 summer squash

- 1 small onion

- 1½ cups cherry tomatoes

- 3 tablespoons extra-virgin olive oil

- ¾ teaspoon salt, divided

- ½ teaspoon ground pepper

- 2 tablespoons capers

- 1 tablespoon red-wine vinegar

- 2 teaspoons honey

- 1¼ pounds salmon cut into 4 portions

- 1 teaspoon lemon zest

- ½ teaspoon Italian seasoning

- Lemon wedges for serving

Directions

1. Situate racks in upper and lower thirds of oven; set to 450°F. Prep 2 rimmed baking sheets with foil and coat with cooking spray.

2. Boil water and farro. Adjust heat to low, cover and simmer for 30 minutes. Drain if necessary.

3. Mix eggplant, bell pepper, squash, onion and tomatoes with oil, ½ teaspoon salt and ¼ teaspoon pepper. Portion between the baking sheets. Roast on the upper and lower racks, stir once halfway, for 25 minutes. Put them back to the bowl. Mix in capers, vinegar and honey.

4. Rub salmon with lemon zest, Italian seasoning and the remaining ¼ teaspoon each salt and pepper and situate on one of the baking sheets.

5. Roast on the lower rack for 12 minutes, depending on thickness. Serve with farro, vegetable caponata and lemon wedges.

Nutrition:

450 Calories

17g fat

41g carbohydrate

45. Baked Chicken Legs

Preparation Time: 10 Minutes

Cooking Time: 40 Minutes

Effort: Easy

Servings: 6

Ingredients:

- 6 Chicken Legs
- ¼ tsp. Black Pepper
- ¼ cup Butter
- 1/2 tsp. Sea Salt
- 1/2 tsp. Smoked Paprika
- 1/2 tsp. Garlic Powder

Directions:

1. Preheat the oven to 425 F.

2. Pat the chicken legs with a paper towel to absorb any excess moisture.

3. Marinate the chicken pieces by first applying the butter over them and then with the seasoning. Set it aside for a few minutes.

4. Bake them for 25 minutes. Turnover and bake for further 10 minutes or until the internal temperature reaches 165 F.

5. Serve them hot.

Nutrition:

Calories – 236kL

Fat – 16g

Carbohydrates – 0g

Protein – 22g

Sodium – 314mg

46. Chicken & Veggie Bowl with Brown Rice

Preparation Time: 10 minutes

Cooking Time: 20 minutes

Servings: 4

Ingredients:

- 1 cup instant brown rice
- ¼ cup tahini
- ¼ cup fresh lemon juice

- 2 cloves minced garlic

- ¼ teaspoon ground cumin

- Pinch salt

- 1 tablespoon olive oil

- 4 (4-ounce) chicken breast halves

- ½ medium yellow onion, sliced

- 1 cup green beans, trimmed

- 1 cup chopped broccoli

- 4 cups chopped kale

Direction:

1. Bring 1-cup water to boil in a small saucepan.

2. Stir in the brown rice and simmer for 5 minutes then cover and set aside.

3. Meanwhile, whisk together the tahini with ¼-cup water in a small bowl.

4. Stir in the lemon juice, garlic, and cumin with a pinch of salt and stir well.

5. Heat up oil in a big cast-iron skillet over medium heat.

6. Season the chicken with salt and pepper then add to the skillet.

7. Cook for 3 to 5 minutes on each side until cooked through then remove to a cutting board and cover loosely with foil.

8. Reheat the skillet and cook the onion for 2 minutes then stir in the broccoli and beans.

9. Sauté for 2 minutes then stir in the kale and sauté 2 minutes more.

10. Add 2 tablespoons of water then cover and steam for 2 minutes while you slice the chicken.

11. Build the bowls with brown rice, sliced chicken, and sautéed veggies.

12. Serve hot drizzled with the lemon tahini dressing.

Nutrition:

435 Calories

24g Carbohydrates

4.8g Fiber

Chapter 3.   Dinner

47.   Eggplant Parmesan

Preparation Time: 10 minutes

Cooking Time: 20 minutes

Servings: 6

Ingredients:

- 2 tablespoons vegan Parmesan cheese, grated
- ½ cup breadcrumbs
- Garlic powder to taste
- Onion powder to taste
- Salt and pepper to taste
- 1 eggplant, sliced
- ½ cup flour
- ½ cup almond milk
- Cooking spray
- 1 cup marinara sauce
- ½ cup vegan mozzarella, shredded
- ¼ cup parsley, chopped

Directions:

1. In a bowl, mix the Parmesan cheese, breadcrumbs, garlic powder, onion powder, salt and pepper.

2. Dip each eggplant slice in flour, then dip into the almond milk and then cover with Parmesan and breadcrumb mixture.
3. Spray air fryer basket with oil.
4. Cook the eggplant in the air fryer at 390 degrees F for 15 minutes, flipping halfway through.
5. Top with marinara sauce, mozzarella and parsley before serving.

Nutrition:

Calories 176

Total Fat 6.7g

Saturated Fat 4.7g

Cholesterol 1mg

Sodium 242mg

Total Carbohydrate 25.9g

Dietary Fiber 4.9g

Total Sugars 7.3g

Protein 4.3g

Potassium 389mg

48. Mushroom & Green Bean Casserole

Preparation Time: 10 minutes

Cooking Time: 10 minutes

Servings: 6

Ingredients:

- 24 oz. green beans, trimmed
- 2 cups button mushrooms, sliced
- 1 tablespoon lemon juice
- 1 tablespoon garlic powder
- ¾ teaspoon ground sage
- 1 teaspoon onion powder
- Salt and pepper to taste
- Cooking spray

Directions:

1. Combine all the ingredients in a bowl.
2. Transfer to the air fryer basket and coat with oil.
3. Cook at 400 degrees F for 12 minutes.
4. Shake every 3 minutes.

Nutrition:

Calories 47

Total Fat 0.3g

Saturated Fat 0.1g

Cholesterol 0mg

Sodium 9mg

Total Carbohydrate 10.3g

Dietary Fiber 4.3g

Total Sugars 2.5g

Protein 3.1g

Potassium 335mg

49. "Crab" Cake

Preparation Time: 20 minutes

Cooking Time: 15 minutes

Servings: 8

Ingredients:

- 5 potatoes, diced
- 2 stalks green onion, chopped
- 1 teaspoon lemon juice
- ½ teaspoon lemon zest
- 1 teaspoon ginger, grated
- 1 tablespoon soy sauce
- 4 tablespoons red curry paste
- Salt and pepper to taste
- Cooking spray

Directions:

1. Put all the ingredients in a food processor.
2. Pulse until tender and well combined.
3. Drain and then form into patties.
4. Spray air fryer basket with oil.
5. Cook at 400 degrees F for 20 to 25 minutes until fully cooked. Flip halfway through the cooking.

Nutrition:

Calories 97

Total Fat 1 g

Saturated Fat 0.4 g

Cholesterol 0 mg

Sodium 580 mg

Total Carbohydrate 25 g

Dietary Fiber 5 g

Total Sugars 2 g

Protein 4 g

Potassium 550 mg

50.   Cauliflower Steak

Preparation Time: 5 minutes

Cooking Time: 15 minutes

Servings: 6

Ingredients:

- 2 heads cauliflower, green leaves removed, sliced into thick "steaks"
- 2 tablespoons coconut oil
- Salt and pepper to taste
- ¼ teaspoon ground ginger
- 1 teaspoon ground turmeric
- ¼ teaspoon tahini
- ¼ teaspoon sesame seeds
- 1/2 cup steamed green beans

Directions:

1. Coat the cauliflower steaks with oil and season with salt, pepper, ginger and turmeric.
2. Place in the air fryer and cook at 390 degrees F for 15 minutes. Flip halfway through.
3. Drizzle with tahini and sesame seeds.
4. Serve with green beans.

Nutrition:

Calories 66

Total Fat 4.7g

Saturated Fat 3.9g

Cholesterol 0mg

Sodium 27mg

Total Carbohydrate 5.6g

Dietary Fiber 2.6g

Total Sugars 2.3g

Protein 2g

Potassium 297mg

51. Tofu Buddha Bowl

Preparation Time: 15 minutes

Cooking Time: 35 minutes

Servings: 6

Ingredients:

- ¼ cup soy sauce
- 2 tablespoons sesame oil
- 2 tablespoons lime juice
- 1 tablespoon hot sauce
- 3 tablespoons molasses
- 14 oz. tofu, cubed
- Cooking spray
- 1 lb. fresh broccoli florets
- 1 red bell pepper, sliced thinly
- 3 carrots, sliced thinly
- 8 oz. fresh spinach

- 1 teaspoon garlic, minced
- 1 tablespoon olive oil
- 2 cups cooked quinoa

Directions:

1. In a bowl, mix the soy sauce, oil, lime juice, hot sauce and molasses.
2. Marinate tofu for 10 minutes.
3. Spray air fryer basket with oil.
4. Cook tofu in the air fryer at 370 degrees F for 15 minutes. Shake every 5 minutes.
5. Add broccoli, bell pepper and carrots in the marinade.
6. Marinate for 10 minutes.
7. In a pan over medium heat, sauté the garlic in olive oil and add the spinach.
8. Cook until the spinach has wilted but do not overcook.
9. Cook the marinated vegetables in the air fryer for 10 minutes, shaking once or twice halfway through.
10. In a serving bowl, put the quinoa and then arrange the tofu, vegetables and spinach.

Nutrition:

Calories 236

Total Fat 8 g

Sodium 731 mg

Total Carbohydrate 31 g

Dietary Fiber 6 g

Total Sugars 11 g

Protein 12 g

Potassium 926 mg

52.   Seitan Riblets

Preparation Time: 15 minutes

Cooking Time: 20 minutes

Servings: 4

Ingredients:

- ¼ cup nutritional yeast
- 1 cup vital wheat gluten
- 1 teaspoon onion powder
- 1 teaspoon mushroom powder
- ½ teaspoon garlic powder
- Salt to taste
- ¼ cup barbecue sauce

Directions:

1. Add all the ingredients except water and barbecue sauce in the food processor.

2. Pulse until smooth.
3. Knead the dough with your hands and form a round or square shape.
4. Place the seitan pieces in the air fryer.
5. Cook at 370 degrees F for 8 minutes.
6. Flip and then cook for another 5 minutes.
7. Drizzle with barbecue sauce before serving.

Nutrition:

Calories 93

Total Fat 0.7g

Sodium 222mg

Total Carbohydrate 12.7g

Dietary Fiber 2.7g

Total Sugars 4.4g

Protein 10.5g

Potassium 282mg

53. Italian Tofu

Preparation Time: 10 minutes

Cooking Time: 10 minutes

Servings: 2

Ingredients:

- 8 oz. tofu, sliced lengthwise
- 1 tablespoon tamari
- 1 tablespoon broth
- ½ teaspoon dried oregano
- ½ teaspoon dried basil
- ½ teaspoon granulated garlic
- ¼ teaspoon granulated onion
- Pepper to taste

Directions:

1. Drain the tofu slices with paper towel.
2. Mix the rest of the ingredients in a bowl.
3. Coat the tofu with the mixture and marinate for 10 minutes.
4. Preheat your air fryer to 400 degrees F.
5. Cook the tofu in the air fryer for 6 minutes.
6. Flip and then cook for another 4 minutes.
7. Serve with pasta or vegetables.

Nutrition:

Calories 87

Total Fat 4.4 g

Sodium 452 mg

Total Carbohydrate 3.4 g

Dietary Fiber 1.3 g

Total Sugars 1 g

Protein 10 g

Potassium 221 mg

54. Barbecue Soy Curls

Preparation Time: 13 minutes

Cooking Time: 8 minutes

Servings: 2

Ingredients:

- 1 cup soy curls
- 1 cup warm water
- 1 teaspoon vegan bouillon
- ¼ cup barbecue sauce

Directions:

1. Soak the soy curls in water and bouillon for 10 minutes.
2. Drain and squeeze out excess water.
3. Shred soy curls.
4. Cook in the air fryer at 400 degrees F for 3 minutes.
5. Toss in barbecue sauce and then put back in the air fryer.
6. Cook for another 5 minutes, shaking the basket twice.

Nutrition:

Calories 136

Total Fat 3 g

Sodium 552 mg

Total Carbohydrate 18 g

Dietary Fiber 2 g

Total Sugars 12 g

Protein 7 g

Potassium 160 mg

55. Lemon Tofu

Preparation Time: 15 minutes

Cooking Time: 25 minutes

Servings: 4

Ingredients:

- 1 lb. tofu, sliced into cubes
- 1 tablespoon tamari
- 1 tablespoon arrowroot powder
- ¼ cup lemon juice
- 1 teaspoon lemon zest
- 2 tablespoon sugar
- ½ cup water
- ½ teaspoons cornstarch

Directions:

1. Coat the tofu cubes in tamari.
2. Dredge with arrowroot powder.
3. Let sit for 15 minutes.
4. Add the rest of the ingredients in a bowl, mix and set aside.
5. Cook the tofu in the air fryer at 390 degrees F for 10 minutes, shaking halfway through.
6. Put the tofu in a skillet over medium high heat.
7. Stir in the sauce.
8. Simmer until the sauce has thickened.
9. Serve with rice or vegetables.

Nutrition:

Calories 112

Total Fat 3 g

Sodium 294 mg

Total Carbohydrate 13 g

Dietary Fiber 6 g

Total Sugars 8 g

Protein 8 g

Potassium 250 mg

56. Buffalo Cauliflower

Preparation Time: 10 minutes

Cooking Time: 12 minutes

Servings: 4

Ingredients:

- 1 cauliflower, sliced into florets
- 2 tablespoons hot sauce
- 1 ½ teaspoons maple syrup
- 2 teaspoons avocado oil
- 2 tablespoons nutritional yeast
- Salt to taste
- 1 tablespoon arrowroot starch

Directions:

1. Preheat your fryer to 360 degrees F.
2. In a bowl, put all the ingredients except the cauliflower.
3. Mix well.
4. Toss cauliflower into the mixture to coat evenly.
5. Cook in the air fryer for 14 minutes, shaking halfway during the cooking.

Nutrition:

Calories 52

Total Fat 0.7g

Sodium 252mg

Total Carbohydrate 9.5g

Dietary Fiber 3.1g

Total Sugars 3.2g

Protein 3.7g

Potassium 344mg

57. Lasagna

Preparation Time: 9 minutes

Cooking Time: 21 minutes

Servings: 1

Ingredients:

- 2 lasagna noodles, broken in half
- Salt to taste
- ½ cup pasta sauce
- ¼ cup vegan cheese
- 1 cup fresh basil, chopped
- ¼ cup baby spinach, chopped
- 1 handful baby spinach leaves chopped, about 1/4 cup chopped
- 3 tablespoons zucchini, shredded

Directions:

1. Boil the lasagna noodles according to directions in the package.

2. Drain the noodles.
3. In a loaf pan, spread a tablespoon of the pasta sauce.
4. Top it with the lasagna noodle.
5. Put layers of cheese, basil, spinach and zucchini on top.
6. Add another lasagna noodle and repeat the layers until you've used up all the noodles.
7. Cover the pan with foil.
8. Put inside the air fryer.
9. Cook at 400 degrees F for 10 minutes.
10. Remove the foil.
11. Cook for another 5 minutes.

Nutrition:

Calories 344

Total Fat 9 g

Sodium 843 mg

Total Carbohydrate 52 g

Dietary Fiber 3 g

Total Sugars 7 g

Protein 14 g

Potassium 920 mg

58. Chickpea Tacos

Preparation Time: 10 minutes

Cooking Time: 20 minutes

Servings: 4

Ingredients:

- 19 oz. canned chickpeas, rinsed and drained
- 4 cups cauliflower florets, chopped
- 2 tablespoons olive oil
- 2 tablespoons taco seasoning
- 4 tortillas
- 4 cups cabbage, shredded
- 2 avocados, sliced
- Soy yogurt as desired

Directions:

1. Preheat your air fryer to 390 degrees F.
2. Toss the chickpeas and cauliflower in olive oil.
3. Sprinkle with taco seasoning.
4. Put in the air fryer basket.
5. Cook for 20 minutes, shaking occasionally.
6. Stuff filling into the tortillas and top with cabbage, avocado and yogurt.

Nutrition:

Calories 464

Total Fat 18.6g

Saturated Fat 3.2g

Cholesterol 0mg

Sodium 363mg

Total Carbohydrate 61.3g

Dietary Fiber 18.2g

Total Sugars 12.8g

Protein 17.3g

Potassium 1066mg

59. Falafel

Preparation Time: 1 hour and 30 minutes

Cooking Time: 10 minutes

Servings: 8

Ingredients:

- ½ cup white onion, chopped
- 7 cloves garlic
- ½ cup fresh cilantro, chopped
- ½ cup fresh parsley, chopped
- 1 ½ cups dry garbanzo beans, soaked in water overnight

- 2 tablespoons all-purpose flour
- 1 tablespoon ground cumin
- 1 teaspoon ground coriander
- 1/8 Teaspoon cayenne pepper
- 1/8 Teaspoon ground cardamom
- Salt to taste

Directions:

1. Put onion, garlic, cilantro and parsley in a food processor.
2. Pulse until well combined.
3. Add the rest of the ingredients to the food processor.
4. Pulse until consistency is rough and coarse.
5. Put the mixture into a bowl.
6. Cover with foil and refrigerate for 1 hour.
7. Form into patties.
8. Preheat your air fryer to 400 degrees F.
9. Spray air fryer basket with oil.
10. Put the patties in the air fryer basket and cook for 10 minutes.
11. Cook in batches.

Nutrition:

Calories 150

Total Fat 2.5 g

Sodium 160 mg

Total Carbohydrate 25 g

Dietary Fiber 7 g

Total Sugars 4 g

Protein 8 g

Potassium 560 mg

60. Lentil Balls with Rice

Preparation Time: 10 minutes

Cooking Time: 20 minutes

Servings: 4

Ingredients:

- 30 oz. lentils, rinsed and drained
- 3 tablespoons mushrooms, chopped
- 1 cup walnuts, sliced in half
- 3 tablespoons fresh parsley, chopped
- 1 ½ tablespoons tomato paste
- Salt and pepper to taste
- ½ cup breadcrumbs
- 4 cups cooked rice
- 2 tablespoons lemon juice
- 2 teaspoons lemon zest
- 1 ½ tablespoons fresh parsley, minced
- 2 cups lettuce, chopped

- 1 cup cherry tomatoes, sliced in half
- ¼ cup onion, chopped
- 4 lemon wedges

Directions:

1. Put the lentils, mushrooms, walnuts, 3 tablespoons parsley, tomato paste, salt and pepper in a food processor.
2. Pulse until chopped into smaller pieces.
3. Add the breadcrumbs and pulse for a few seconds until well combined.
4. Form balls from the mixture.
5. Cook the lentil balls in the air fryer at 380 degrees F for 10 minutes.
6. In a pan over medium heat, add the cooked rice.
7. Add the lemon juice, lemon zest and remaining parsley.
8. Cook for 5 minutes, stirring frequently.
9. Divide the rice into 4 bowls.
10. Top with the lentil's balls, lettuce, tomato, onion and lemon wedges.

Nutrition:

Calories 659

Total Fat 20 g

Sodium 583 mg

Total Carbohydrate 101 g

Dietary Fiber 15 g

Total Sugars 6 g

Protein 23 g

Potassium 1061 mg

61. Sweet & Spicy Cauliflower

Preparation Time: 10 minutes

Cooking Time: 30 minutes

Servings: 4

Ingredients:

- 4 cups cauliflower florets
- 1 onion, chopped
- 5 cloves garlic, chopped
- 1 ½ tablespoons tamari
- 1 tablespoon rice vinegar
- ½ teaspoon coconut sugar
- 1 tablespoon hot sauce
- 2 scallions, chopped

Directions:

1. Put the cauliflower in the air fryer basket.
2. Cook at 350 degrees F for 10 minutes, shaking halfway through.

3. Add the onion and cook for another 10 minutes.
4. Add the garlic and stir.
5. Cook for 5 more minutes.
6. In a bowl, mix all the ingredients except the scallions.
7. Add to the air fryer. Mix well.
8. Cook for 5 minutes.
9. Sprinkle scallions on top before serving.

Nutrition:

Calories 93

Total Fat 3 g

Sodium 510 mg

Total Carbohydrate 12 g

Dietary Fiber 3 g

Total Sugars 4 g

Protein 4 g

Potassium 519 mg

62.   Crispy Zucchini Wedges

Preparation Time: 10 minutes

Cooking Time: 12 minutes

Servings: 6

Ingredients:

- Cooking spray
- ½ cup all-purpose flour
- 2 vegan eggs
- 2 tablespoons water
- 1 ½ breadcrumbs
- 1 zucchini, sliced into wedges
- ½ tablespoon red-wine vinegar
- 2 tablespoons tomato paste
- Salt and pepper to taste

Directions:

1. Spray air fryer basket with oil.
2. Put the flour in a dish.
3. In another dish, combine vegan eggs and water.
4. In a third dish, put the breadcrumbs.
5. Dip each zucchini strip into the three dishes, first the flour, then the eggs and water, and lastly the breadcrumbs.
6. Cook in the air fryer at 360 degrees F for 12 minutes, shaking once.
7. Mix the rest of the ingredients in a bowl.
8. Serve zucchini fries with dipping sauce.

Nutrition:

Calories 235

Total Fat 12 g

Saturated Fat 1 g

Cholesterol 66 mg

Sodium 232 mg

Total Carbohydrate 26 g

Dietary Fiber 2 g

Total Sugars 2 g

Protein 6 g

Potassium 435 mg

63.   Lemon Rosemary Chicken

Preparation Time: 30 minutes

Cooking Time: 21 minutes

Serving: 2

Ingredients

For marinade

- Chicken: 2 and ½ cups
- Ginger: 1 tsp, minced
- Olive oil: 1/2 tbsp.
- Soy sauce: 1 tbsp.

For the sauce

- Half lemon

112

- Honey: 3 tbsp.
- Oyster sauce: 1 tbsp.
- Fresh rosemary: half cup, chopped

Direction

1. In a big mixing bowl, add the marinade ingredients with chicken, and mix well.
2. Keep in the refrigerator for at least half an hour.
3. Let the oven preheat to 200 C for three minutes.
4. Place the marinated chicken in the air fryer in a single layer. And cook for 6 minutes at 200 degrees.
5. Meanwhile, add all the sauces ingredients in a bowl and mix well except for lemon wedges.
6. Brush the sauce generously over half-baked chicken adds lemon juice on top.
7. Cook for another 13 minutes at 200 C. flip the chicken halfway through. Let the chicken evenly brown.
8. Serve right away and enjoy.

Nutrition

Calories 308

Proteins 25g

Fat 12g

64. Seared Chicken with Roasted Vegetables

Preparation Time: 20 minutes

Cooking Time: 30 minutes

Serving: 1

Ingredients

- 1 (8-oz) boneless, skinless chicken breasts
- 3/4 lb. small Brussels sprouts
- 2 large carrots
- 1 large red bell pepper
- 1 small red onion
- 2 cloves garlic halved
- 2 tbsp extra virgin olive oil
- 1/2 tsp dried dill
- 1/4 tsp pepper
- 1/4 tsp salt

Directions

1. 1.Preheat oven to 425°F.

2. Match Brussels sprouts cut in half, red onion cut into wedges, sliced carrots, bell pepper cut into pieces and halved garlic on a baking sheet.

3. Sprinkle with 1 tbsp oil and with 1/8 tsp salt and 1/8 tsp pepper. Bake until well-roasted, cool slightly.

4. In the Meantime, sprinkle chicken with dill, remaining 1/8 tsp salt and 1/8 tsp pepper. Cook until chicken is done. Put roasted vegetables with drippings over chicken.

Nutrition

170 Calories

7g Fat

12g Protein

65. Sautéed Apples and Onions

Preparation Time: 14 minutes

Cooking Time: 16 minutes

Servings: 3

Ingredients:

- 2 cups dry cider
- 1 large onion, halved

- 2 cups vegetable stock

- 4 apples, sliced into wedges

- Pinch of salt

- Pinch of pepper

Directions:

1. Combine cider and onion in a saucepan. Bring to a boil until the onions are cooked and liquid almost gone.

2. Pour the stock and the apples. Season with salt and pepper. Stir occasionally. Cook for about 10 minutes or until the apples are tender but not mushy. Serve.

Nutrition:

Calories 343

Total Fat 51.2 g

Saturated Fat 0.8 g

Cholesterol 0 mg

Sodium 861 mg

Total Carbs 22.5 g

Fiber 6.3 g

Sugar 2.3 g

Protein 9.2 g

66. Seared Tuna Steak

Preparation Time: 10 Minutes

Cooking Time: 10 Minutes

Serving Size: 2

Ingredients:

- 1 tsp. Sesame Seeds
- 1 tbsp. Sesame Oil
- 2 tbsp. Soya Sauce
- Salt & Pepper, to taste
- 2 × 6 oz. Ahi Tuna Steaks

Directions:

1. Seasoning the tuna steaks with salt and pepper. Keep it aside on a shallow bowl.

2. In another bowl, mix soya sauce and sesame oil.

3. pour the sauce over the salmon and coat them generously with the sauce.

4. Keep it aside for 10 to 15 minutes and then heat a large skillet over medium heat.

5. Once hot, keep the tuna steaks and cook them for 3 minutes or until seared underneath.

6. Flip the fillets and cook them for a further 3 minutes.

7. Transfer the seared tuna steaks to the serving plate and slice them into 1/2 inch slices. Top with sesame seeds.

Nutrition:

Calories: 255Kcal

Fat: 9g

Carbohydrates: 1g

Proteins: 40.5g

Sodium: 293mg

67. Veggie Fajitas Tacos

Preparation Time: 10 minutes

Cooking Time: 15 minutes

Servings: 3

Ingredients

- 1 onion
- Juice of 1/2 key lime
- 2 bell peppers
- Your choice of approved seasonings (onion powder, cayenne pepper)
- 6 corn-free tortillas
- 1 Tbsp. grapeseed oil
- 1 Avocado
- 2-3 large portobello mushrooms

Directions

1. Remove mushroom stems, spoon gills out if necessary, and clear tops clean. Slice into approximately 1/3 "thick slices. Slice the onion and bell peppers in thin slices.

2. Pour 1 Tbsp Grapeseed oil into a big size skillet on medium heat and onions and peppers. Cook for 2 minutes. Mix in seasonings and mushrooms. Stir frequently, and cook for another seven-eight minutes or until tender.

3. Heat the spoon and tortillas the fajita material into the middle of the tortilla. Serve with key lime juice and avocado.

Nutrition:

108 calories

20g protein

14g fiber

68. Sweet Potato Chips

Preparation Time: 40 minutes

Cooking Time: 15 minutes

Servings: 4

Ingredients:

- 1 sweet potato, sliced into thin rounds
- 1 bowl water
- 1 tablespoon olive oil
- Salt and pepper to taste
- Cooking spray

Directions:

1. Soak sweet potato slices in a bowl of water for 30 minutes.
2. Drain and then dry with paper towels.
3. Toss in oil and season with salt and pepper.

4. Spray air fryer basket with oil.
5. Cook sweet potato at 350 degrees F for 15 minutes, shaking every 5 minutes.

Nutrition:

Calories 62

Total Fat 4 g

Sodium 169 mg

Total Carbohydrate 14 g

Dietary Fiber 1 g

Total Sugars 1 g

Protein 0 g

Potassium 160 mg

69. Baked Potatoes with Broccoli & Cheese

Preparation Time: 10 minutes

Cooking Time: 30 minutes

Servings: 8

Ingredients:

- 4 potatoes
- 1 cup almond milk, divided

- 2 tablespoons all-purpose flour
- ½ cup vegan cheese, divided
- 1 cup broccoli, florets, chopped
- Salt to taste
- Chopped onion chives as desired

Directions:

1. Poke all sides of potatoes with a fork.
2. Microwave on high level for 5 minutes.
3. Flip and microwave for another 5 minutes.
4. In a saucepan over medium heat, heat ¾ cup of milk for 2 minutes, stirring frequently.
5. Add the remaining milk in a bowl and stir in the flour.
6. Add this mixture to the pan and bring to a boil.
7. Reduce heat
8. Reserve 2 tablespoons vegan cheese.
9. Add the rest of the cheese to the pan and stir until smooth.
10. Add the broccoli, salt and cayenne.
11. Cook for 1 minute and remove from heat.
12. Slice the potatoes and arrange on a single layer inside the air fryer.
13. Top with the broccoli mixture.
14. Add another layer of potatoes and broccoli mixture.
15. Sprinkle reserved cheese on top.

16. Cook at 350 degrees F for 5 minutes.
17. Garnish with chopped chives.

Nutrition:

Calories 137

Total Fat 3 g

Sodium 112 mg

Total Carbohydrate 148 g

Dietary Fiber 2 g

Total Sugars 3 g

Protein 5 g

Potassium 556 mg

70.   Kale Chips

Preparation Time: 5 minutes

Cooking Time: 10 minutes

Servings: 2

Ingredients:

- Cooking spray
- 6 cups kale leaves, torn
- 1 tablespoon olive oil
- Salt to taste

- 1 ½ teaspoons low-sodium soy sauce
- ¼ teaspoon ground cumin
- ½ teaspoon white sesame seeds

Directions:

1. Spray air fryer basket with oil.
2. Toss kale in oil, salt and soy sauce.
3. Cook at 375 degrees F for 10 minutes or until crispy. Shake every 3 minutes.
4. Sprinkle with cumin and sesame seeds before serving.

Nutrition:

Calories 140

Total Fat 9 g

Sodium 329 mg

Total Carbohydrate 13 g

Dietary Fiber 4 g

Total Sugars 3 g

Protein 4 g

Potassium 497 mg

71. Garlic Mushrooms

Preparation Time: 10 minutes

Cooking Time: 15 minutes

Servings: 2

Ingredients:

- 8 oz. mushrooms, rinsed, dried and sliced in half
- 1 tablespoon olive oil
- ½ teaspoon garlic powder
- Salt and pepper to taste
- 1 teaspoon Worcestershire sauce
- 1 tablespoon parsley, chopped

Directions:

1. Toss mushrooms in oil.
2. Season with garlic powder, salt, pepper and Worcestershire sauce.
3. Cook at 380 degrees F for 10 minutes, shaking halfway through.
4. Top with parsley before serving.

Nutrition:

Calories 90

Total Fat 7.4g

Sodium 35mg

Total Carbohydrate 4.9g

Dietary Fiber 1.3g

Total Sugars 2.6g

Protein 3.8g

Potassium 379mg

72. Rosemary Potatoes

Preparation Time: 15 minutes

Cooking Time: 15 minutes

Servings: 4

Ingredients:

- 4 potatoes, cubed
- 1 tablespoon oil
- 1 tablespoon garlic, minced
- 2 teaspoons dried rosemary, minced
- Salt and pepper to taste
- 1 tablespoon lime juice
- ¼ cup parsley, chopped

Directions:

1. Toss potato cubes in oil and season with garlic, rosemary, salt and pepper.
2. Put in the air fryer.
3. Cook at 400 degrees F for 15 minutes.
4. Stir in lime juice and top with parsley before serving.

Nutrition:

Calories 244

Total Fat 10.5g

Sodium 16mg

Total Carbohydrate 35g

Dietary Fiber 5.6g

Total Sugars 2.6g

Protein 3.9g

Potassium 905mg

73. Roasted Spicy Carrots

Preparation Time: 5 minutes

Cooking Time: 15 minutes

Servings: 4

Ingredients:

- ½ lb. carrots, sliced
- ½ tablespoon olive oil
- Salt to taste
- 1/8 teaspoon garlic powder
- ¼ teaspoon chili powder
- 1 teaspoon ground cumin

- Sesame seeds as desired
- Fresh cilantro as desired

Directions:

1. Preheat your air fryer at 390 degrees F for 5 minutes.
2. Cook the carrots at 390 degrees F for 10 minutes.
3. Transfer to a bowl.
4. Mix the oil, salt, garlic powder, chili powder and ground cumin.
5. Coat the carrots with the oil mixture.
6. Put the carrots back to the air fryer and cook for another 5 minutes.
7. Garnish with sesame seeds and cilantro.

Nutrition:

Calories 82

Total Fat 3.8g

Sodium 161mg

Total Carbohydrate 11.9g

Dietary Fiber 3g

Total Sugars 5.7g

Protein 1.2g

Potassium 390mg

74. Baked Artichoke Fries

Preparation Time: 10 minutes

Cooking Time: 10 minutes

Servings: 4

Ingredients:

- 14 oz. canned artichoke hearts, drained, rinsed and sliced into wedges
- 1 cup all-purpose flour
- ½ cup almond milk
- ½ teaspoon garlic powder
- Salt and pepper to taste
- 1 ½ cup breadcrumbs
- ½ teaspoon paprika

Directions:

1. Dry the artichoke hearts by pressing a paper towel on top.
2. In a bowl, mix the flour, milk, garlic powder, salt and pepper.
3. In a shallow dish, add the paprika and breadcrumbs.
4. Dip each artichoke wedge in the first bowl and then coat with the breadcrumb mixture.
5. Cook at 450 degrees for 10 minutes.
6. Serve fries with your choice of dipping sauce.

Nutrition:

Calories 391

Total Fat 9.8g

Sodium 395mg

Total Carbohydrate 65.5g

Dietary Fiber 8.8g

Total Sugars 4.7g

Protein 12.7g

Potassium 569mg

75. Baked Tofu Strips

Preparation Time: 30 minutes

Cooking Time: 40 minutes

Servings: 4

Ingredients:

- 2 tablespoons olive oil
- ½ teaspoon oregano
- ½ teaspoon basil
- ¼ teaspoon cayenne pepper
- ¼ teaspoon paprika
- ¼ teaspoon garlic powder

- ¼ teaspoon onion powder
- Salt and pepper to taste
- 15 oz. tofu, drained

Directions:

1. Combine all the ingredients except the tofu.
2. Mix well.
3. Slice tofu into strips and dry with paper towel.
4. Marinate in the mixture for 10 minutes.
5. Cook in the air fryer at 375 degrees F for 15 minutes, shaking halfway through.

Nutrition:

Calories 132

Total Fat 10 g

Sodium 40 mg

Total Carbohydrate 3 g

Dietary Fiber 0 g

Total Sugars 1 g

Protein 7 g

Potassium 213 mg

76. Parmesan Chicken Meatballs

Preparation Time: 10 minutes

Cooking Time: 13 minutes

Serving: 20

Ingredients

- Pork rinds: half cup, ground
- Ground chicken: 4 cups
- Parmesan cheese: half cup grated
- Kosher salt: 1 tsp.
- Garlic powder: 1/2 tsp.
- One egg beaten
- Paprika: 1/2 tsp.
- Pepper: half tsp.

Breading

- Whole wheat breadcrumbs: half cup ground

Direction

1. Let the Air Fryer pre-heat to 400°F.
2. Add cheese, chicken, egg, pepper, half cup of pork rinds, garlic, salt, and paprika in a big mixing ball. Mix well into a dough, make into 1and half-inch balls.
3. Coat the meatballs in whole wheat bread crumbs.
4. Spray the oil in the air fry basket and add meatballs in one even layer.
5. Let it cook for 12 minutes at 400°F, flipping once halfway through.

6. Serve with salad greens.

Nutrition

Calories 240

Fat 10g

Protein 19.9g

Chapter 4. Dessert

77. Fruit Dip

Preparation Time: 5 minutes

Cooking Time: 0 minute

Servings: 12

Ingredients

- (8-oz) package cream cheese, softened
- 1 (7-oz) jar marshmallow creme

Directions:

1. Use an electric mixer to combine the cream cheese and marshmallow
2. Beat until everything is well mixed.

Nutrition:

118 calories

6.6g fat

13.4g carbohydrates

78. Banana & Tortilla Snacks

Preparation Time: 5 minutes

Cooking Time: 0 minute

Servings: 1

Ingredients

- 1 flour tortilla (6 inches)
- 2 tablespoons peanut butter
- 1 tablespoon honey
- 1 banana
- tablespoons raisins

Directions

1. Lay the tortilla flat. Spread peanut butter and honey on the tortilla. Place the banana in the middle and sprinkle the raisins. Wrap and serve.

Nutrition:

520 calories

19.3g fat

12.8g protein

79. Caramel Popcorn

Preparation Time: 30 minutes

Cooking Time: 1 hour

Servings: 20

Ingredients

- 2 cups brown sugar

- 1/2 cup of corn syrup

- 1/2 teaspoon baking powder

- ½ teaspoon vanilla extract

- 5 cups of popcorn

Directions:

1. Preheat the oven to 95° C (250° F). Put the popcorn in a large bowl.

2. Melt 1 cup of butter in a medium-sized pan over medium heat. Stir in brown sugar, 1 tsp. of salt, and corn syrup. Bring to a boil, constantly stirring — Cook without stirring for 4 minutes. Then remove from heat and stir in the soda and vanilla. Pour in a thin layer on the popcorn and stir well.

3. Place in two large shallow baking tins and bake in the preheated oven, stirring every 15 minutes for an hour. Remove from the oven and let cool completely before breaking into pieces.

Nutrition:

14g fat

253 calories

32.8g carbohydrates

80. "Rugged" Coconut Balls

Preparation Time: 10minutes

Cooking Time: 0minutes

Servings: 3

Ingredients:

- 1/3 cup coconut oil melted

- 1/3 cup coconut butter softened

- 2 oz. coconut, finely shredded, unsweetened

- 4 Tbsp. coconut palm sugar

- 1/2 cup shredded coconut

Directions:

1. Combine all ingredients in a blender.

2. Blend until soft and well combined.

3. Do a small balls roll in shredded coconut.

4. Place on a sheet lined with parchment paper and refrigerate overnight.

5. Keep coconut balls into sealed container in fridge up to one week.

Nutrition:

Calories 226.89

Total Fat 21.6g

Sodium 17.19mg

Potassium 45mg

Total Carbohydrates 9g

Fiber 1.16g

Sugar 5.7g

Protein 1g

81.   Almond - Choco Cake

Preparation Time: 10minutes

Cooking Time: 45minutes

Servings: 5

Ingredients:

- 1 1/2 cups of almond flour

- 1/3 cup almonds finely chopped

- 1/4 cup of cocoa powder unsweetened

- Pinch of salt

- 1/2 tsp. baking soda

- 2 Tbsp. almond milk

- 1/2 cup Coconut oil melted

- 2 tsp. pure vanilla extract

- 1/3 cup brown sugar (packed)

Directions:

1. Preheat oven to 350 F.

2. Set the pan, and grease with a little melted coconut oil; set aside.

3. Stir the almond flour, chopped almonds, cocoa powder, salt, and baking soda in a bowl.

4. In a separate bowl, stir the remaining ingredients.

5. Merge the almond flour mixture with the almond milk mixture and stir well.

6. Place batter in a prepared cake pan.

7. Bake for 30 to 32 minutes...

8. Store the cake-slices a freezer, tightly wrapped in a double layer of plastic wrap and a layer of foil. It will keep on this way for up to a month.

Nutrition:

Calories 326.89

Total Fat 34.6g

Sodium 18.19mg

Total Carbohydrates 9g

Fiber 1.16g

Sugar 5.7g

Protein 1g

82.   Ice Cream Sandwich Dessert

Preparation Time: 20 minutes

Cooking Time: 0 minute

Servings: 12

Ingredients

- 22 ice cream sandwiches

- Frozen whipped topping in 16 oz. container, thawed

- Jar (12 oz.) Caramel ice cream

- 1 1/2 cups of salted peanuts

Directions:

1. Cut a sandwich in two. Place a whole sandwich and a half sandwich on a short side of a 9 x 13-inch baking dish. Repeat this until the bottom is covered, alternate the full sandwich, and the half sandwich.

2. Spread half of the whipped topping. Pour the caramel over it. Sprinkle with half the peanuts. Repeat the layers with the rest of the ice cream sandwiches, whipped cream, and peanuts.

3. Cover and freeze for up to 2 months. Remove from the freezer 20 minutes before serving. Cut into squares.

Nutrition:

559 calories

28.8g fat

10g protein

83. Bananas Foster

Preparation Time: 5 minutes

Cooking Time: 5 minutes

Servings: 4

Ingredients

- 2/3 cup dark brown sugar
- 1/2 teaspoons vanilla extract
- 1/2 teaspoon of ground cinnamon
- 4 bananas, peeled and cut lengthwise and broad
- 1/4 cup chopped nuts, butter

Directions:

1. Melt the butter in a deep-frying pan over medium heat. Stir in sugar, 3 ½ tbsp. of rum, vanilla, and cinnamon.

2. When the mixture starts to bubble, place the bananas and nuts in the pan. Bake until the bananas are hot, 1 to 2 minutes. Serve immediately with vanilla ice cream.

Nutrition:

534 calories

23.8g fat

4.6g protein

84. Rhubarb Strawberry Crunch

Preparation Time: 15 minutes

Cooking Time: 45 minutes

Servings: 18

Ingredients

- 3 tablespoons all-purpose flour

- 3 cups of fresh strawberries, sliced

- 3 cups of rhubarb, cut into cubes

- 1/2 cup flour

- 1 cup butter

Directions:

1. Preheat the oven to 190 ° C.

2. Combine 1 cup of white sugar, 3 tablespoons flour, strawberries and rhubarb in a large bowl. Place the mixture in a 9 x 13-inch baking dish.

3. Mix 1 1/2 cups of flour, 1 cup of brown sugar, butter, and oats until a crumbly texture is obtained. You may want to use a blender for

this. Crumble the mixture of rhubarb and strawberry.

4. Bake in the preheated oven for 45 minutes or until crispy and light brown.

Nutrition:

253 calories

10.8g fat

2.3g protein

85. Frosty Strawberry Dessert

Preparation Time: 5 minutes

Cooking Time: 21 minutes

Servings: 16

Ingredients

- 2 cup flour, white sugar, whipped cream
- 1/2 cup chopped walnuts, butter
- 2 cups of sliced strawberries
- 2 tablespoons lemon juice
- 1/4 cup brown sugar

Directions:

1. Preheat the oven to 175 ° C (350 ° F).

2. Mix the flour, brown sugar, nuts, and melted butter in a bowl. Spread on a baking sheet and bake for 20 minutes in the preheated oven until crispy. Remove from the oven and let cool completely.

3. Beat the egg whites to snow. Keep beating until you get firm spikes while slowly adding sugar. Mix the strawberries in the lemon juice and stir in the egg whites until the mixture turns slightly pink. Stir in the whipped cream until it is absorbed.

4. Crumble the walnut mixture and spread 2/3 evenly over the bottom of a 9-inch by 13-inch dish. Place the strawberry mixture on the crumbs and sprinkle the rest of the crumbs. Place in the freezer for two hours. Take them out of the freezer a few minutes before serving to facilitate cutting.

Nutrition:

184 calories

9.2g fat

2.2g protein

86. Dessert Pie

Preparation Time: 16 minutes

Cooking Time: 18 minutes

Servings: 12

Ingredients

- 1 cup all-purpose flour

- 1 package of cream cheese

- 8 oz. whipped cream topping

- 1 (4-oz) package of instant chocolate pudding

- 1/2 cup butter, white sugar

Directions:

1. Preheat the oven to 175 ° C (350 ° F).

2. In a large bowl, mix butter, flour and 1/4 cup sugar until the mixture looks like coarse breadcrumbs. Push the mixture into the bottom of a 9 x 13-inch baking dish. Bake in the preheated oven for 15 to 18 minutes or until lightly browned to allow cooling to room temperature.

3. In a large bowl, beat cream cheese and 1/2 cup sugar until smooth. Stir in half of the whipped topping. Spread the mixture over the cooled crust.

4. Mix the pudding in the same bowl according to the instructions on the package. Spread over the cream cheese mixture

5. Garnish with the remaining whipped cream. Cool in the fridge.

Nutrition:

376 calories

23g fat

3.6g protein

87. Sugar-Coated Pecans

Preparation Time: 15 minutes

Cooking Time: 1 hour

Servings: 12

Ingredients

- 4 egg white
- 1 tablespoon water

- 1-pound pecan halves
- 1 cup white sugar
- 1/2 teaspoon ground cinnamon

Directions

1. Preheat the oven to 120 ° C (250 ° F). Grease a baking tray.

2. In a bowl, whisk the egg whites and water until frothy. Combine the sugar, ¾ tsp. salt, and cinnamon in another bowl.

3. Add the pecans to the egg whites and stir to cover the nuts. Remove the nuts and mix them with the sugar until well covered. Spread the nuts on the prepared baking sheet.

4. Bake for 1 hour at 250 ° F (120 ° C). Stir every 15 minutes.

Nutrition:

328 calories

27.2g fat

3.8g protein

88. Jalapeño Popper Spread

Preparation Time: 10 minutes

Cooking Time: 3 minutes

Servings: 32

Ingredients

- 2 packets of cream cheese, softened

- 1 cup mayonnaise

- 1 (4-gram) can chopped green peppers, drained

- 2 grams diced jalapeño peppers, canned, drained

- 1 cup grated Parmesan cheese

Directions:

1. In a large bowl, mix cream cheese and mayonnaise until smooth. Stir the bell peppers and jalapeño peppers.

2. Pour the mixture into a microwave oven and sprinkle with Parmesan cheese.

3. Microwave on maximum power, about 3 minutes.

Nutrition:

110 calories

11.1g fat

2.1g protein

89. Brown Sugar Smokies

Preparation Time: 10 minutes

Cooking Time: 4 minutes

Servings: 12

Ingredients

- 1-pound bacon

- (16 ounces) package little smokie sausages

- 1 cup brown sugar, or to taste

Directions:

1. Preheat the oven to 175 ° C (350 ° F).

2. Cut the bacon in three and wrap each strip around a little sausage. Place sausages wrapped on wooden skewers, several to one place the kebabs on a baking sheet and sprinkle generously with brown sugar.

3. Bake until the bacon is crispy, and the brown sugar has melted.

Nutrition:

356 calories

27.2g fat

9g protein

90. Banana-Almond Cake

Preparation Time: 10minutes

Cooking Time: 45minutes

Servings: 5

Ingredients

- 4 ripe bananas in chunks
- 3 Tbsps. honey or maple syrup
- 1 tsp. pure vanilla extract
- 1/2 cup almond milk
- 3/4 cup of self-rising flour
- 1 tsp. cinnamon
- 1 tsp. baking powder
- 1 pinch of salt
- 1/3 cup of almonds finely chopped

- Almond slices for decoration

Directions:

1. Preheat the oven to 400 F (air mode).

2. Oil a cake mold; set aside.

3. Add bananas into a bowl and mash with the fork.

4. Add honey, vanilla, almond, and stir well.

5. In a separate bowl, stir flour, cinnamon, baking powder, salt, the almonds broken, and mix with a spoon.

6. Transfer the mixture to prepared cake mold and sprinkle with sliced almonds.

7. Bake for 40-45 minutes.

8. Remove from the oven, and allow the cake to cool completely.

9. Cut cake into slices, place in tin foil, or an airtight container, and keep refrigerated up to one week.

Nutrition:

Calories 326.89

Total Fat 24.6g

Sodium 20.19mg

Potassium 32

Total Carbohydrates 9g

Fiber 1.16g

Sugar 5.7g

Protein 1g

91. Banana-Coconut Ice Cream

Preparation Time: 15minutes

Cooking Time: 0minutes

Servings: 5

Ingredients

- 1 cup coconut cream
- 1/2 cup Inverted sugar
- 2 large frozen bananas (chunks)
- 3 Tbsp. honey extracted
- 1/4 tsp. cinnamon powder

Directions:

1. Do the coconut cream with the inverted sugar in a bowl.

2. In a separate bowl, beat the banana with honey and cinnamon.

3. Incorporate the coconut whipped cream and banana mixture; stir well.

4. Cover the bowl and let cool in the refrigerator over the night.

5. Stir the mixture 3 to 4 times to avoid crystallization.

6. Keep frozen 1 to 2 months.

Nutrition:

Calories 126.89

Total Fat 34.6g

Sodium 20.19mg

Total Carbohydrates 9g

Fiber 1.16g

Sugar 5.7g

Protein 1g

92. Coconut Butter Clouds Cookies

Preparation Time: 15minutes

Cooking Time: 25minutes

Servings: 5

Ingredients

- 1/2 cup coconut butter softened
- 1/2 cup peanut butter softened
- 1/2 cup of granulated sugar
- 1/2 cup of brown sugar
- 2 Tbsp. chia seeds soaked in 4 tablespoons water
- 1/2 tsp. pure vanilla extract
- 1/2 tsp. baking soda
- 1/4 tsp. salt
- 1 cup of all-purpose flour

Directions:

1. Preheat oven to 360 F.
2. Add coconut butter, peanut butter, and both sugars in a mixing bowl.
3. Beat with a mixer until soft and sugar combined well.
4. Add soaked chia seeds and vanilla extract; beat.
5. Add baking soda, salt, and flour; beat until all ingredients are combined well.

6. With your hands, shape dough into cookies.

7. Arrange your cookies onto a baking sheet, and bake for about 10 minutes.

8. Remove cookies from the oven and allow cooling completely.

9. Sprinkle with icing sugar and enjoy your cookies.

10. Place cookies in an airtight container and keep refrigerated up to 10 days.

Nutrition:

Calories 226.89

Total Fat 34.6g

Sodium 10.19mg

Total Carbohydrates 7g

Fiber 2g

Sugar 3g

Protein 4g

93. Coco-Cinnamon Balls

Preparation Time: 15minutes

Cooking Time: 35minutes

Servings: 4

Ingredients

- 1 cup coconut butter softened

- 1 cup coconut milk canned

- 1 tsp. pure vanilla extract

- 3/4 tsp. cinnamon

- 1/2 tsp. nutmeg

- 2 Tbsp. coconut palm sugar (or granulated sugar)

- 1 cup coconut shreds

Directions:

1. Combine all ingredients (except the coconut shreds) in a heated bath - bain-marie.

2. Cook and stir until all ingredients are soft and well combined.

3. Remove bowl from heat, place into a bowl, and refrigerate until the mixture firmed up.

4. Form cold coconut mixture into balls, and roll each ball in the shredded coconut.

5. Store into a sealed container, and keep refrigerated up to one week.

Nutrition:

Calories 136.89

Total Fat 24.6g

Sodium 15.19mg

Total Carbohydrates 10g

Fiber 2.6g

Sugar 5.1g

Protein 5.6g

94. Express Coconut Flax Pudding

Preparation Time: 15minutes

Cooking Time: 25minutes

Servings: 4

Ingredients

- 1 Tbsp. coconut oil softened
- 1 Tbsp. coconut cream
- 2 cups coconut milk canned
- 3/4 cup ground flax seed

- 4 Tbsp. coconut palm sugar (or to taste)

Directions:

1. Press SAUTÉ button on your Instant Pot

2. Add coconut oil, coconut cream, coconut milk, and ground flaxseed.

3. Stir about 5 - 10 minutes.

4. Close lid into place and Start.

5. When the timer beeps, press "Cancel" and carefully flip the Quick Release valve to let the pressure out.

6. Add the palm sugar and stir well.

7. Taste and adjust sugar to taste.

8. Allow pudding to cool down completely.

9. Set the pudding in an airtight container and refrigerate for up to 2 weeks.

Nutrition:

Calories 126.89

Total Fat 14.6g

Sodium 18.19mg

Total Carbohydrates 10g

Fiber 2g

Sugar 2g

Protein 4g

95. Full-Flavored Vanilla Ice Cream

Preparation Time: 15minutes

Cooking Time: 0minutes

Servings: 4

Ingredients

- 1 1/2 cups canned coconut milk
- 1 cup coconut whipping cream
- 1 frozen banana cut into chunks
- 1 cup vanilla sugar
- 3 Tbsp. apple sauce
- 2 tsp. pure vanilla extract
- 1 tsp. Xanthan gum or agar-agar thickening agent

Directions:

1. Merge all ingredients; process until all ingredients combined well.

2. Place the ice cream mixture in a freezer-safe container with a lid over.

3. Freeze for at least 4 hours.

4. Remove frozen mixture to a bowl and beat with a mixer to break up the ice crystals.

5. Repeat this process 3 to 4 times.

6. Let the ice cream at room temperature for 15 minutes before serving.

Nutrition:

Calories 126.89

Total Fat 15.6g

Sodium 28.19mg

Total Carbohydrates 10g

Fiber 4g

Sugar 7g

Protein 5.6g

96.   Irresistible Peanut Cookies

Preparation Time: 20minutes

Cooking Time: 0minutes

Servings: 6

Ingredients

- 4 Tbsp. all-purpose flour
- 1 tsp. baking soda
- Pinch of salt
- 1/3 cup granulated sugar
- 1/3 cup peanut butter softened
- 3 Tbsp. applesauce
- 1/2 tsp. pure vanilla extract

Directions:

1. Preheat oven to 350 F.
2. Combine the flour, baking soda, salt, and sugar in a mixing bowl; stir.
3. Merge all remaining ingredients
4. Roll dough into cookie balls/patties.
5. Arrange your cookies onto greased (with oil or cooking spray) baking sheet.
6. Let cool before removing from tray.
7. Take out cookies from the tray and let cool completely.

8. Place your peanut butter cookies in an airtight container, and keep refrigerated up to 10 days.

Nutrition:

Calories 116.89

Total Fat 18.6g

Sodium 12.19mg

Total Carbohydrates 10g

Fiber 2.6g

Sugar 3.2g

Protein 4g

97. Murky Almond Cookies

Preparation Time: 10minutes

Cooking Time: 15minutes

Servings: 6

Ingredients

- 4 Tbsp. cocoa powder

- 2 cups almond flour

- 1/4 tsp. salt

- 1/2 tsp. baking soda

- 5 Tbsp. coconut oil melted

- 2 Tbsp. almond milk

- 1 1/2 tsp. almond extract

- 1 tsp. vanilla extract

- 4 Tbsp. corn syrup or honey

Directions:

1. Preheat oven to 340 F degrees.

2. Grease a large baking sheet; set aside.

3. Merge the cocoa powder, almond flour, salt, and baking soda.

4. Merge the melted coconut oil, almond milk; almond and vanilla extract, and corn syrup or honey.

5. Merge the almond flour mixture with the almond milk mixture and stir well.

6. Roll tablespoons of the dough into balls, and arrange onto a prepared baking sheet.

7. Bake for 12 to 15 minutes.

8. Remove from the oven and transfer onto a plate lined with a paper towel.

9. Allow cookies to cool down completely and store in an airtight container at room temperature for about four days.

Nutrition:

Calories 16.89

Total Fat 18.6g

Sodium 12.19mg

Potassium 22

Total Carbohydrates 8g

Fiber 5g

Sugar 6g

Protein 6g

98. Orange Semolina Halva

Preparation Time: 10minutes

Cooking Time: 25minutes

Servings: 6

Ingredients

- 6 cups fresh orange juice
- Zest from 3 oranges

- 3 cups brown sugar
- 1 1/4 cup semolina flour
- 1 Tbsp. almond butter (plain, unsalted)
- 4 Tbsp. ground almond
- 1/4 tsp. cinnamon

Directions:

1. Heat the orange juice, orange zest with brown sugar in a pot.
2. Let the sugar dissolved.
3. Add the semolina flour and cook over low heat for 15 minutes; stir occasionally.
4. Add almond butter, ground almonds, and cinnamon, and stir well.
5. Cook, frequently stirring, for further 5 minutes.
6. Transfer the halva mixture into a mold, let it cool and refrigerate for at least 4 hours.
7. Keep refrigerated in a sealed container for one week.

Nutrition:

Calories 16.89

Calories from Fat 19.39 |

Total Fat 18.6g

Saturated Fat 20.84g

Cholesterol 0mg

Sodium 12.19mg

Potassium 22

Total Carbohydrates 10g

Fiber 2g

Sugar 7g

Protein 6g

99. Seasoned Cinnamon Mango Popsicles

Preparation Time: 15minutes

Cooking Time: 0minutes

Servings: 6

Ingredients

- 1 1/2 cups of mango pulp

- 1 mango cut in cubes

- 1 cup brown sugar (packed)

- 2 Tbsp. lemon juice freshly squeezed

- 1 tsp. cinnamon

- 1 pinch of salt

Directions:

1. Add all ingredients into your blender.

2. Blend until brown sugar dissolved.

3. Pour the mango mixture evenly in Popsicle molds or cups.

4. Insert sticks into each mold.

5. Place molds in a freezer, and freeze for at least 5 to6 hours.

6. Before serving, un-mold easy your popsicles placing molds under lukewarm water.

Nutrition:

Calories 16.89

Calories from Fat 19.39 |

Total Fat 18.6g

Saturated Fat 20.84g

Cholesterol 0mg

Sodium 12.19mg

Potassium 22

Total Carbohydrates 8g

Fiber 2g

Sugar 3g

Protein 4g

100. Strawberry Molasses Ice Cream

Preparation Time: 20minutes

Cooking Time: 0minutes

Servings: 9

Ingredients

- 1 lb. strawberries

- 3/4 cup coconut palm sugar

- 1 cup coconut cream

- 1 Tbsp. molasses

- 1 tsp. balsamic vinegar

- 1/2 tsp. agar-agar

- 1/2 tsp. pure strawberry extract

Directions:

1. Add strawberries, date sugar, and the balsamic vinegar in a blender; blend until completely combined.

2. Place the mixture in the refrigerator for one hour.

3. In a mixing bowl, beat the coconut cream with an electric mixer to make a thick mixture.

4. Add molasses, balsamic vinegar, agar-agar, and beat for further one minute or until combined well.

5. Add the strawberry mixture and beat again for 2 minutes.

6. Pour ice cream mix into an ice cream maker, turn on the machine, and churn according to manufacturer's directions.

7. Keep frozen in a freezer-safe container (with plastic film and lid over).

Nutrition:

Calories 16.89

Total Fat 18.6g

Sodium 12.19mg

Potassium 22

Total Carbohydrates 6g

Fiber 4g

Sugar 3g

Protein 5g

Chapter 5.   Sample 2 Weeks Meal Plan

Day	Breakfast	Lunch	Dinner	Dessert
1	Egg and Cheese Casserole with Chayote Squash	Pasta with Lemon and Artichokes	Mushroom & Green Bean Casserole	Coconut Butter Clouds Cookies
2	Avocado and Chickpea Sandwiches	Cauliflower Latke	Baked Potatoes with Broccoli & Cheese	Jalapeño Popper Spread
3	Egg Cake Recipe with Peppers, Kale, and Cheddar	Chickpea Avocado Sandwich	Parmesan Chicken Meatballs	Banana-Coconut Ice Cream
4	Feta Cheese	Rice Bowl with	Roasted Spicy	Irresistible Peanut

	and Kale Breakfast Casserole	Edamame	Carrots	Cookies
5	Cottage Cheese and Berries Omelet	Roasted Tomato Sandwich	Rosemary Potatoes	Banana & Tortilla Snacks
6	Chocolate Peanut Butter Breakfast Bars	Chicken Mushroom Stroganoff	Seared Chicken with Roasted Vegetables	Rhubarb Strawberry Crunch
7	Cauliflower and Ham Casserole	Vegetable Hominy Soup	Seared Tuna Steak	Fruit Dip
8	Sausage-Stuffed Eggplants	Meaty Chili	Baked Tofu Strips	Caramel Popcorn
9	Tahini Pine Nuts Toast	Sweet Potato Bisque	Garlic Mushrooms	Banana-Almond Cake
10	Blueberrie	Chicken Tortilla	Kale Chips	Dessert

	s Quinoa	Soup		Pie
11	Salmon Frittata	Vegan Chicken & Rice	Cauliflower Steak	Murky Almond Cookies
12	Avocado and Olive Paste on Toasted Rye Bread	Eggplant Curry	Sweet & Spicy Cauliflower	Full-Flavored Vanilla Ice Cream
13	Raisin Quinoa Breakfast	Moroccan Tempeh	Barbecue Soy Curls	Coco-Cinnamon Balls
14	Veggie Casserole	Roasted Pine Nut Orzo	Italian Tofu	Bananas Foster

Conclusion

Now you know how easy is to make these recipes. Only by reading them you probably realized that staying healthy during pregnancy is not a complicated thing. Healthy meals don't mean they can't be tasty too. All the recipes are delicious and you will start to make them every day.

The best part is that they are very easy to make and just a few of them are longer than 30 minutes. All other recipes require just a few minutes to make. This is perfect for times when you don't feel like cooking and when you want more free time to spend relaxing, enjoying a good movie or spend time with your family.

If you are thinking about substituting some of the ingredients feel free to do so. But don't do it before you try the original recipe. Always try the original recipes before trying your own versions. This will give you a better aspect of the flavors and what ingredients are ideal to make the substitution. Don't forget to take into consideration the nutritional value. If you want to substitute walnuts with other nuts make sure that they are at least close to the nutrients found in walnuts.

My goal was to create healthy recipes, and they are proven to provide all the energy you need while keeping your baby and you healthy. So, avoid experimenting for now. But if you do enjoy experimenting with food be careful with what ingredient you make the change.

Now, enjoy your pregnancy no matter how hard the mornings can be, and how difficult the day goes because you can bready put on your socks because everything is worth it. There is nothing better but the smile that your baby will have on his face when he will feel your arms around him for the first time.

www.ingramcontent.com/pod-product-compliance
Lightning Source LLC
Chambersburg PA
CBHW060337030426
42336CB00011B/1381

110 Recetas Orgánicas de Comidas Y Jugos Para Personas Que Intentan Perder Peso:

Alimente A Su Cuerpo Con Los Ingredientes Correctos Para Quemar Calorías Rápidamente y Volverse Más Delgado Y Ligero Poco De Tiempo

Por

Joe Correa CSN

DERECHOS DE AUTOR

RECONOCIMIENTOS

Este libro está dedicado a mis amigos y familiares que han tenido una leve o grave enfermedad, para que puedan encontrar una solución y hacer los cambios necesarios en su vida.

110 Recetas Orgánicas de Comidas Y Jugos Para Personas Que Intentan Perder Peso:

Alimente A Su Cuerpo Con Los Ingredientes Correctos Para Quemar Calorías Rápidamente y Volverse Más Delgado Y Ligero Poco De Tiempo

Por

Joe Correa CSN

CONTENIDOS

ACERCA DEL AUTOR

Luego de años de investigación, honestamente creo en los efectos positivos que una nutrición apropiada puede tener en el cuerpo y la mente. Mi conocimiento y experiencia me han ayudado a vivir más saludablemente a lo largo de los años y los cuales he compartido con familia y amigos. Cuanto más sepa acerca de comer y beber saludable, más pronto querrá cambiar su vida y sus hábitos alimenticios.

La nutrición es una parte clave en el proceso de estar saludable y vivir más, así que empiece ahora. El primer paso es el más importante y el más significativo.

INTRODUCCION

110 Recetas Orgánicas de Comidas Y Jugos Para Personas Que Intentan Perder Peso: Alimente A Su Cuerpo Con Los Ingredientes Correctos Para Quemar Calorías Rápidamente y Volverse Más Delgado Y Ligero Poco De Tiempo

Por Joe Correa CSN

Tener sobrepeso es un problema serio de salud que usualmente conlleva a enfermedades crónicas, especialmente enfermedades relacionadas con el corazón, vasos sanguíneos y diabetes. A pesar del hecho innegable de que un estilo de vida saludable está siendo promovido como nunca antes, los expertos dicen que para el 2025, más del 50% de la población de Estados Unidos será obesa.

Lidiar con el peso extra puede ser mental y físicamente cansador, especialmente porque lleva más tiempo perder todo ese peso. Las dietas extremas son innecesarias, solo debe comer lo que su cuerpo necesita y no lo que quiere. Es aquí donde muchos generalmente se dan por vencidos, pero el secreto está en comer alimentos deliciosos y saludables, para no tener que ingerir alimentos sin sabor.

Combinar una dieta apropiada con una actividad física bien organizada y una desintoxicación completa del cuerpo ha sido reconocida en ser la forma más efectiva de alcanzar el objetivo de perder más kilos.

Estas recetas sorprendentes de comidas y jugos se enfocan en darle los resultados de pérdida de peso de la forma más saludable y en el menor tiempo posible. Disfrute probando todas estas recetas y modifíquelas a su gusto.

110 RECETAS ORGÁNICAS DE COMIDAS Y JUGOS PARA PERSONAS QUE INTENTAN PERDER PESO: ALIMENTE A SU CUERPO CON LOS INGREDIENTES CORRECTOS PARA QUEMAR CALORÍAS RÁPIDAMENTE Y VOLVERSE MÁS DELGADO Y LIGERO POCO DE TIEMPO

COMIDAS

1. Omelette de Parmesano

Ingredientes:

4 huevos grandes

¼ taza de Queso parmesano, desmenuzado

1 cucharada de perejil fresco, en trozos finos

1 cucharada de albahaca fresca, en trozos finos

2 cucharadita de manteca

½ cucharadita de sal Kosher

¼ cucharadita de pimienta negra, molida

Preparación:

Batir todos los ingredientes en un tazón grande y dejar a un lado.

Derretir la manteca en una sartén mediana a fuego medio/alto. Verter la mezcla de huevo y cocinar por 4 minutos. Rotar y cocinar 2 minutos más. Remover del fuego, y doblar el omelette antes de servir.

Información nutricional por porción: Kcal: 448, Proteínas: 33.4g, Carbohidratos: 3.1g, Grasas: 34.6g

2. Batido de Palta y Bayas

Ingredientes:

1 palta madura, sin carozo, sin piel y en trozos

½ taza de frambuesas congeladas

¼ taza de arándanos congelados

1 cucharada de jugo de limón, recién exprimido

1 cucharada de miel

1 ½ taza de agua

Preparación:

Combinar todos los ingredientes en una procesadora hasta que esté homogéneo. Transferir a vasos y refrigerar por al menos 1 hora antes de servir.

Información nutricional por porción: Kcal: 157, Proteínas: 1.3g, Carbohidratos: 18.2g, Grasas: 9.9g

3.   Ensalada de Frutilla con Espinaca

Ingredientes:

1 taza de frutillas frescas, en trozos

3 kiwis pequeños, sin piel y en trozos

1 taza de espinaca fresca, en trozos finos

½ taza de almendras, en trozos gruesos

1 cucharada de vinagre de frambuesa

4 cucharadas de aceite vegetal

1 cucharada de miel

1 cucharada de jugo de limón

Preparación:

Combinar el jugo de limón, miel, aceite y vinagre en un tazón pequeño. Revolver y dejar a un lado.

Mientras tanto, poner las frutillas, kiwis, espinaca y almendras en un tazón grande. Sacudir para combinar y rociar con el aderezo. Revolver y servir inmediatamente.

Información nutricional por porción: Kcal: 339, Proteínas: 4.9g, Carbohidratos: 24.5g, Grasas: 26.7g

4. Estofado de Carne con Berenjenas

Ingredientes:

10 onzas de cuello de res, en trozos del tamaño de un bocado

1 berenjena grande, en rodajas

2 tazas de tomates asados

½ taza de guisantes verdes frescos

1 taza de caldo de carne

4 cucharadas de aceite de oliva

2 cucharadas de pasta de tomate, sin azúcar

1 cucharada de Pimienta cayena, molida

½ cucharadita de ají picante, molido

½ cucharadita de sal

Preparación:

Engrasar el fondo de una olla profunda con aceite de oliva. Añadir todos los ingredientes y 1 ½ taza de agua.

Cocinar por 2 horas a fuego medio/bajo, o hasta que la carne esté blanda.

Información nutricional por porción: Kcal: 195, Proteínas: 15.3g, Carbohidratos: 9.6g, Grasas: 11.1g

5. Desayuno de Coco y Quínoa

Ingredientes:

1 taza de quínoa blanca, pre-cocida

1 taza de leche de coco, sin endulzar

¼ taza de pasas de uva

1 cucharada de miel, cruda

1 cucharada de linaza

Preparación:

Poner la quínoa en una olla profunda. Verter 2 tazas de agua y hervir. Reducir el fuego al mínimo, añadir la leche de coco y linaza. Revolver bien y cocinar por 15 minutos. Remover del fuego y dejar enfriar completamente.

Añadir las pasas de uva y miel. Servir inmediatamente.

Información nutricional por porción: Kcal: 462, Proteínas: 10.6g, Carbohidratos: 56.8g, Grasas: 23.3g

6.   Alas de Pollo con Pimiento Verde

Ingredientes:

1 libra de alas de pollo, en trozos

2 papas grandes, sin piel y en trozos finos

5 pimientos verdes grandes, en trozos finos

2 zanahorias pequeñas, en rodajas

2 ½ tazas de caldo de pollo

1 tomate grande, en trozos gruesos

¼ taza de perejil fresco, en trozos finos

3 cucharadas de aceite de oliva extra virgen

1 cucharada de pimienta cayena

1 cucharadita de ají picante, recién molido

1 cucharadita de sal

Preparación:

Precalentar el aceite en una sartén grande a fuego medio/alto. Poner todos los vegetales en una capa y cubrir con las alas de pollo. Añadir el caldo de pollo, pimienta cayena, sal y perejil fresco. Hervir y reducir el fuego al mínimo. Tapar y cocinar por 1 hora, revolviendo constantemente.

Servir caliente.

Información nutricional por porción: Kcal: 325, Proteínas: 11.5g, Carbohidratos: 44.5g, Grasas: 12.8g

7.   Receta Simple de Langosta

Ingredientes:

1 langosta mediana, entera (unas 2 libras)

¼ taza de aceite de oliva extra virgen

1 cucharada de Pimienta cayena, molida

½ cucharadita de sal marina

¼ cucharadita de pimienta negra, molida

Preparación:

Precalentar el horno a 350°F.

Con un cuchillo afilado, remover la parte superior de las costras de la langosta longitudinalmente.

Combinar el aceite de oliva con sal marina, pimienta cayena y pimienta negra. Poner la langosta en una fuente de hornear y remover las costras. Sazonar la carne con la mezcla hecha previamente.

Cocinar por 10 minutos, hasta que dore. Servir caliente.

Información nutricional por porción: Kcal: 111, Proteínas: 20.6g, Carbohidratos: 0.4g, Grasas: 6.5g

8. Pechuga de Pollo al Ajo

Ingredientes:

2 pechugas de pollo, sin piel ni hueso

½ taza de aceite de oliva extra virgen

3 dientes de ajo, aplastados

½ taza de perejil fresco, en trozos

1 cucharada de jugo de lima, recién exprimido

½ cucharadita de sal

Preparación:

Combinar el aceite de oliva con el ajo, perejil, jugo de lima y sal. Lavar y secar la carne y cortar en rodajas de 1 pulgada de espesor.

Con un cepillo de cocina, esparcir la mezcla de aceite de oliva sobre la carne. Dejar reposar por 15 minutos.

Precalentar el grill a fuego medio/alto. Añadir 2 cucharadas de marinada al grill. Poner la carne en él y cocinar de ambos lados hasta que ennegrezca levemente.

Remover del fuego y servir con vegetales frescos a elección.

Información nutricional por porción: Kcal: 146, Proteínas: 33.2g, Carbohidratos: 0.6g, Grasas: 6.9g

9.   Batido de Coco y Mantequilla de Maní

Ingredientes:

1 taza de leche de coco, sin endulzar

1 cucharada de mantequilla de maní, sin endulzar

1 cucharada de miel, cruda

¼ cucharadita de sal marina

Preparación:

Combinar todos los ingredientes en una procesadora y pulsar hasta que esté homogéneo. Transferir a vasos y refrigerar por 30 minutos antes de usar. Decorar con menta fresca o nueces, aunque esto es opcional.

Información nutricional por porción: Kcal: Proteínas: 33.2g, Carbohidratos: 0.6g, Grasas: 6.9g

10.   Dolmades Griegas

Ingredientes:

40 hojas de vino, frescas o en jarra

1 taza de arroz negro

½ taza de aceite de oliva

3 dientes de ajo, aplastados

¼ taza de jugo de limón, recién exprimido

2 cucharadas menta fresca

½ cucharadita de sal

Preparación:

Lavar bien las hojas. Ponerlas en una superficie limpia. Engrasar el fondo de una olla profunda con aceite y hacer 1 capa de hojas. Dejar a un lado.

En un tazón mediano, combinar el arroz con 3 cucharadas de aceite de oliva, ajo, menta, sal y pimienta. Poner 1 hoja por vez en una superficie y añadir 1 cucharada de relleno al fondo. Doblar la hoja hacia el centro y enrollar. Transferir a la olla.

Añadir el aceite restante, 2 tazas de agua y jugo de limón. Tapar y cocinar por 30 minutos, a fuego medio/alto.

Remover de la olla y dejar enfriar por la noche.

Información nutricional por porción: Kcal: 313, Proteínas: 2.9g, Carbohidratos: 30.4, Grasas: 20.5g

11.   Kebabs de Champiñones

Ingredientes:

1 libra de chuletas de res magras, en trozos del tamaño de un bocado

1 libra de pechuga de pollo, sin piel ni hueso, y en trozos del tamaño de un bocado

12 onzas champiñones, en rodajas

3 zanahorias grandes, en rodajas

2 cucharadas de manteca, ablandada

1 cucharada de aceite de oliva

1 cucharada de Pimienta cayena

1 cucharadita de sal

½ cucharadita de pimienta negra, recién molida

Un puñado de hojas de apio frescas, en trozos finos

3 ½ onzas raíz de apio, en trozos finos

Preparación:

Engrasar el fondo de una olla profunda con aceite de oliva. Añadir las chuletas, zanahoria, sal, pimienta, pimienta cayena y raíz de apio. Revolver bien, añadir 2 tazas de agua y tapar.

Cocinar por unos 45 minutos, o hasta que la carne esté cocida a medias.

Destapar y añadir la pechuga de pollo, manteca y una taza de agua. Continuar cocinando por 45 minutos o hasta que la carne esté bien cocida y blanda.

Finalmente, añadir los champiñones y apio. Cocinar 5 minutos más.

Servir caliente.

Información nutricional por porción: Kcal: 373, Proteínas: 37.6g, Carbohidratos: 11.3g, Grasas: 20.2g

12.   Ensalada de Parmesano

Ingredientes:

1 taza de Queso parmesano, rallado

2 tazas de Lechuga iceberg, en trozos

1 pepino pequeño, en trozos

½ taza de tomates cherry, por la mitad

1 pimiento grande, en trozos

3 cucharadas de aceite de oliva extra virgen

½ cucharadita de sal marina

2 cucharadas de perejil fresco, en trozos finos

¼ cucharadita de pimienta negra, molida

Preparación:

Combinar el aceite, perejil, sal y pimienta en un tazón. Revolver bien y dejar a un lado.

Mientras tanto, combinar la lechuga, pepino y tomates en un tazón grande. Cubrir con parmesano y rociar con el aderezo hecho previamente. Mezclar y servir.

Información nutricional por porción: Kcal: 200, Proteínas: 9.2g, Carbohidratos: 7.8g, Grasas: 16.1g

13. Estofado de Berenjena

Ingredientes:

4 berenjenas medianas, por la mitad

3 tomates grandes, en trozos finos

2 pimientos rojos, en trozos finos y sin semillas

¼ taza de pasta de tomate

1 puñado pequeño de perejil fresco, en trozos finos

3 ½ onzas de almendras tostadas, en trozos finos

2 cucharadas de alcaparras saladas, lavadas y coladas

¼ taza de aceite de oliva extra virgen

1 cucharadita de sal marina

Preparación:

Engrasar el fondo de una olla profunda con 2 cucharadas de aceite de oliva extra virgen. Hacer 1 capa con las berenjenas en mitades, apretando los bordes.

Hacer una segunda capa con tomates y pimientos rojos.

Esparcir la pasta de tomate sobre los vegetales, rociar con almendras y alcaparras. Agregar el aceite restante, sal y pimienta. Verter 1 ½ tazas de agua y tapar. Cocinar por 2 horas a fuego medio.

Información nutricional por porción: Kcal: 259, Proteínas: 7.5g, Carbohidratos: 30.1g, Grasas: 15.1g

14. Harina de Avena y Pistachos

Ingredientes:

1 taza de harina de avena

1 taza de agua

2 cucharadas de pistachos, sin sal

1 cucharadita de miel, líquida

1 taza de Yogurt griego

Preparación:

En una olla mediana, combinar la quínoa y agua. Hervir y reducir el fuego al mínimo. Cocinar 15 minutos. Remover del fuego y dejar enfriar. Añadir los pistachos y miel y revolver. Cubrir con yogurt griego y servir.

Información nutricional por porción: Kcal: 169, Proteínas: 10.1g, Carbohidratos: 23.5g, Grasas: 4.2g

15. Ensalada Asiática de Espárragos

Ingredientes:

1 libra de espárragos silvestres, recortados

1 taza de cebollas de verdeo, en trozos

1 taza de repollo colorado, en trozos

1 cucharada de vinagre de vino blanco

1 cucharada de aceite de canola

½ cucharadita de jengibre, recién rallado

1 cucharadita de ají picante, molido

½ cucharadita de sal

¼ cucharadita de pimienta negra, molida

Preparación:

Poner los espárragos en una olla de agua hirviendo. Cocinar por 3-5 minutos, o hasta que ablanden. Remover del fuego y remojar en agua fría.

Mientras tanto, combinar el aceite de canola, jengibre, vinagre, chile, sal y pimienta en un tazón.

Colar el espárrago y poner en un tazón grande. Añadir las cebollas de verdeo y repollo colorado. Rociar con el aderezo y mezclar para cubrir. Servir inmediatamente.

Información nutricional por porción: Kcal: 91, Proteínas: 4.3g, Carbohidratos: 10.2g, Grasas: 5.0g

16.   Batido de Chocolate Verde

Ingredientes:

1 taza de leche de coco

½ taza de moras congeladas

1 taza de espinaca fresca, en trozos

¼ taza de cacao, crudo

2 cucharadas de miel

Preparación:

Combinar todos los ingredientes en una procesadora y pulsar hasta que esté homogéneo. Transferir la mezcla a vasos y añadir cubos de hielo, o refrigerar 30 minutos antes de servir.

Información nutricional por porción: Kcal: 383, Proteínas: 5.7g, Carbohidratos: 33.8g, Grasas: 30.3g

17. Barbunya Pilaki

Ingredientes:

2 tazas de frijoles de arándanos (frescos o secos)

2 cebollas medianas, sin piel y en trozos finos

3 zanahorias grandes, limpias y en trozos

3 tomates grandes, sin piel y en trozos finos

3 cucharadas de aceite de oliva extra virgen

Un puñado de perejil fresco

2 tazas de agua

Preparación:

Remojar los frijoles por la noche. Lavar y dejar a un lado.

Precalentar el aceite en una sartén grande a fuego medio/alto. Añadir los frijoles, zanahorias, tomates y perejil. Verter el agua y tapar. Reducir el fuego al mínimo y cocinar por 2 horas. Añadir agua para ajustar el espesor. Remover del fuego y servir.

Información nutricional por porción: Kcal: 329, Proteínas: 16.5g, Carbohidratos: 50.9g, Grasas: 8.7g

18. Caballa con Verdes

Ingredientes:

4 caballas mediana, con piel

1 libra de espinaca fresca, deshecha

5 papas grandes, sin piel y en rodajas

4 cucharadas de aceite de oliva

3 dientes de ajo, aplastados

1 cucharadita de romero seco, en trozos finos

2 hojas de menta fresca, en trozos

1 limón, exprimido

1 cucharadita de sal marina

Preparación:

Poner las papas en una olla de agua hirviendo. Rociar con sal y cocinar por 5 minutos. Remover del fuego y colar. Dejar a un lado.

Precalentar 2 cucharadas de aceite en una olla profunda a fuego medio/alto. Añadir espinaca y cocinar por 2 minutos. Poner las papas en una capa y cubrir con el pescado. Verter el aceite restante y rociar con sal, menta, romero y ajo. Verter 1 taza de agua o más para cubrir los ingredientes. Tapar y cocinar por 1 hora a fuego bajo.

Información nutricional por porción: Kcal: 244, Proteínas: 14g, Carbohidratos: 19.2g, Grasas: 12.4g

19. Cuartos Traseros de Pollo con Papas

Ingredientes:

4 cuartos traseros de pollo, sin hueso

3 papas grandes, en gajos

1 cucharada de jugo de limón recién exprimido

2 dientes de ajo, aplastados

1 cucharadita de jengibre, molido

1 cucharada de pimienta cayena

1 cucharadita de menta fresca, en trozos finos

¼ taza de aceite de oliva

½ cucharadita de sal

Preparación:

En un tazón pequeño, combinar el aceite de oliva con jugo de limón, ajo, jengibre, menta, pimienta cayena y sal. Cepillar cada pieza de pollo con esta mezcla y transferir a una olla profunda.

Agregar las papas, marinada restante y 1 ½ tazas de agua.

Tapar y poner el fuego al mínimo. Cocir ar por 1-2 horas, o hasta que las papas ablanden.

Remover y servir caliente con cebollas de verdeo.

Información nutricional por porción: Kcal: 524, Proteínas: 37.8g, Carbohidratos: 45.2g, Grasas: 21.5g

20. Estofado Agrio de Calabacín

Ingredientes:

4 calabacín mediano, sin piel y en rodajas

1 berenjena grande, sin piel y en trozos

3 pimientos rojos medianos

½ taza jugo de tomate fresco

2 cucharadita de Sazón italiano

½ cucharadita de sal

2 cucharadas de aceite de oliva

Preparación:

Engrasar el fondo de una olla profunda con aceite de oliva. Añadir el calabacín en rodajas y la berenjena, pimiento rojo y jugo de tomate. Revolver bien y sazonar con sazón italiano y sal. Mezclar y agregar ½ taza de agua.

Tapar y cocinar por 1 hora a fuego bajo, hasta que el calabacín esté blando.

Remover del fuego y dejar reposar. Servir como ensalada fría, acompañamiento, o mantener en la nevera.

Información nutricional por porción: Kcal: 132, Proteínas: 3.7g, Carbohidratos: 18.1g, Grasas: 6.8g

21.   Gachas de Quínoa Cítrica

Ingredientes:

1 taza de quínoa blanca

2 cucharadas de jugo de limón, recién exprimido

¼ cucharadita de sal

1 cucharadita de ralladura de limón fresca

2 tazas de caldo vegetal, sin sal

1 cucharada de aceite de coco

Preparación:

Combinar la quínoa y agua en una olla mediana. Hervir y reducir el fuego al mínimo. Añadir jugo de limón y manteca. Rociar con ralladura de limón y una pizca de sal. Tapar y cocinar por 15 minutos. Remover del fuego y servir.

Información nutricional por porción: Kcal: 132, Proteínas: 3.7g, Carbohidratos: 18.1g, Grasas: 6.8g

22.   Moussaka de Berenjena y Queso

Ingredientes:

1 berenjena grande, en rodajas

5 onzas de Queso mozzarella

3 ½ onzas de queso kaymak

2 tomates medianos, en rodajas

¼ taza de aceite de oliva extra virgen

1 cucharadita de sal

½ cucharadita de pimienta negra, recién molida

1 cucharadita de orégano, seco

Preparación:

Engrasar el fondo de una olla profunda con 2 cucharadas de aceite de oliva. Cortar la berenjena en rodajas y hacer 1 capa en la olla. Agregar 1 rodaja de queso y una de tomate sobre cada berenjena. Cubrir con berenjena y kaymak. Puede repetir el proceso hasta usar todos los ingredientes.

Mientras tanto, combinar el aceite restante con sal, pimienta y orégano seco. Verter la mezcla sobre la moussaka, y añadir ½ taza de agua.

Tapar y cocinar por 1 hora. Servir inmediatamente o refrigerar por la noche.

Información nutricional por porción: Kcal: 250, Proteínas: 11.7g, Carbohidratos: 10.8g, Grasas: 19.2g

23. Filete de Atún marinado

Ingredientes:

¼ taza de perejil fresco, en trozos finos

3 dientes de ajo, molidos

3 cucharadas de jugo de limón, recién exprimido

½ taza de aceite de oliva

4 filetes de atún

½ cucharadita de pimentón ahumado

½ cucharadita de comino, molido

½ cucharadita de ají picante, molido

½ cucharadita de Sal Himalaya

¼ cucharadita de pimienta negra, molida

Preparación:

Poner el perejil, ajo, pimentón, comino, chile, sal, pimienta y jugo de limón en una procesadora y pulsar para combinar.

Añadir gradualmente el aceite y mezclar hasta obtener una combinación suave.

Transferir la mezcla a un tazón, añadir el pescado y sacudir para cubrirlo. Dejar reposar por 2 horas.

Remover el pescado de la marinada y precalentar un grill. Cepillar el grill con aceite, poner el pescado y cocinar por 3-4 minutos de cada lado.

Remover el pescado del grill, transferir a un plato y servir con gajos de limón o vegetales.

Información nutricional por porción: Kcal: 410, Proteínas: 30.4g, Carbohidratos: 1.6g, Grasas: 31.7g

24.   Batido Verde de Ananá

Ingredientes:

¼ taza de ananá fresco, en trozos

1 taza de pepino, sin piel y en trozos

1 kiwi, sin piel y en trozos

1 cucharadita de jengibre, molido

1 taza de Lechuga iceberg

1 cucharada de miel, cruda

2 tazas de agua

Preparación:

Combinar todos los ingredientes en una procesadora y pulsar hasta que esté homogéneo. Transferir la mezcla a vasos y refrigerar 1 hora antes de servir.

Información nutricional por porción: Kcal: 40, Proteínas: 0.6g, Carbohidratos: 10.1g, Grasas: 0.2g

25.   Pastel de Carne con Yogurt

Ingredientes:

2 lb. carne molida magra

5-6 dientes de ajo, aplastados

1 cucharadita de sal

½ cucharadita de pimienta negra, recién molida

1 (16 oz.) paquete de masa yufka

½ taza de manteca, derretida

1 taza de crema agria

3 tazas de yogurt líquido

Preparación:

Precalentar el horno a 375°F.

En un tazón grande, combinar la carne molida con ajo, sal y pimienta. Mezclar bien hasta que se incorpore completamente.

Poner una hoja de yufka en una superficie de trabajo y cepillar con manteca derretida. Poner la mezcla de carne encima y enrollar. Repetir el proceso hasta usar todos los ingredientes.

Poner las piezas de pastel en una fuente de hornear engrasada. Cepillar la manteca restante sobre las piezas.

Llevar al horno y cocinar por 25-30 minutos. Remover y dejar reposar.

Mientras tanto, combinar la crema agria con el yogurt. Esparcir la mezcla sobre el pastel y servir frío.

Información nutricional por porción: Kcal: 503, Proteínas: 47.4g, Carbohidratos: 2.6g, Grasas: 32.8g

26.   Ensalada Fría de Coliflor

Ingredientes:

1 libra de floretes de coliflor

1 libra de brócoli

4 dientes de ajo, aplastados

¼ taza de aceite de oliva extra virgen

1 cucharadita de sal

1 cucharada de romero seco, aplastado

Preparación:

Lavar y colar los vegetales. Cortar en trozos del tamaño de un bocado y ponerlos en una olla profunda. Añadir el aceite de oliva y 1 taza de agua. Sazonar con sal, ajo y romero seco.

Tapar y cocinar por 1 hora. Remover del fuego y transferir a un tazón. Enfriar bien antes de servir.

Información nutricional por porción: Kcal: 182, Proteínas: 5.7g, Carbohidratos: 15.1g, Grasas: 13.2g

27. Albóndigas al Ajo

Ingredientes:

1 libra de carne molida magra

7 onzas de arroz blanco

2 cebollas pequeñas, en trozos finos

2 dientes de ajo, aplastados

1 huevo, batido

1 papa grande sin piel y en rodajas

3 cucharadas de aceite de oliva extra virgen

1 cucharadita de sal

Preparación:

En un tazón grande, combinar la carne molida magra con arroz, cebollas, ajo, huevo batido y sal. Formar 15 a 20 albóndigas con la mezcla.

Engrasar el fondo de una olla profunda con aceite de oliva. Hacer 1 capa con papas en rodajas y cubrir con albóndigas. Añadir agua hasta cubrir todos los ingredientes y hervir.

Reducir el fuego al mínimo y tapar. Cocinar por 1 hora y luego remover. Dejar reposar y servir con yogurt griego o vegetales al vapor.

Información nutricional por porción: Kcal: 468, Proteínas: 33.5g, Carbohidratos: 47.4g, Grasas: 15.3g

28. Sopa Marroquí de Garbanzos

Ingredientes:

14 onzas garbanzos, remojados

2 zanahorias grandes, en trozos finos

2 cebollas pequeñas, en trozos finos

2 tomates grandes, sin piel y en trozos finos

3 cucharadas de pasta de tomate

Un puñado de perejil fresco, en trozos finos

2 tazas de caldo vegetal

3 cucharadas de aceite de oliva extra virgen

1 cucharadita de sal

Preparación:

Remojar los garbanzos por la noche. Lavar, colar y dejar a un lado.

Precalentar el aceite en una olla profunda a fuego medio/alto. Poner los garbanzos, cebolla, zanahoria y tomates. Revolver bien y cocinar por 2 minutos.

Verter el caldo vegetal. Añadir agua para ajustar el espesor. Agregar la pasta de tomate y rociar con sal a gusto. Tapar y reducir el fuego al mínimo. Cocinar por 1-2 horas y remover del fuego. Rociar con perejil antes de servir.

Información nutricional por porción: Kcal: 420, Proteínas: 18.9g, Carbohidratos: 58.6g, Grasas: 14.3g

29. Ensalada de Mango y Palta

Ingredientes:

1 taza de palta, sin piel y en trozos

1 taza de mango, en trozos

½ taza de espinaca bebé, en trozos gruesos

1 cucharada de aceite de oliva

2 cucharadas de jugo de limón, recién exprimido

¼ cucharadita de ají picante, molido

½ cucharadita de sal marina

¼ cucharadita de pimienta negra, molida

Preparación:

Combinar la espinaca y aceite en un tazón. Sacudir bien y dejar a un lado.

En otro tazón, combinar el mango, palta, chille, pimienta y sal. Añadir la mezcla al tazón de espinaca. Dejar reposar por 30 minutos antes de servir.

Información nutricional por porción: Kcal: 316, Proteínas: 3.2g, Carbohidratos: 32.1g, Grasas: 22.1g

30. Salmón con Espinaca

Ingredientes:

1 libra de filetes de salmón, sin hueso

1 libra de espinaca fresca, deshecha

4 cucharadas de aceite de oliva

2 dientes de ajo, en trozos finos

2 cucharadas de jugo de limón

1 cucharada de romero fresco, en trozos

1 cucharadita de sal marina

¼ cucharadita de pimienta negra, molida

Preparación:

Precalentar el aceite de oliva en una sartén grande a fuego medio/alto. Poner los filetes de salmón y rociar con romero, sal y pimienta negra. Cocinar por 5 minutos de cada lado y remover. Rociar con jugo de limón y dejar a un lado.

Mientras tanto, poner la espinaca en una olla profunda. Añadir agua hasta cubrir y hervir. Cocinar por 2 minutos, o hasta que los verdes estén blandos. Colar y transferir a platos. Cubrir con los filetes de salmón y rociar con aceite de oliva antes de servir.

Información nutricional por porción: Kcal: 432, Proteínas: 44.9g, Carbohidratos: 2.1g, Grasas: 28.3g

31. Batido de Almendra y Espinaca

Ingredientes:

1 taza de espinaca fresca, en trozos finos

¼ taza de frambuesas congeladas

¼ taza de almendras, en trozos gruesos

1 taza de leche de almendra

1 banana grande, en trozos

1 cucharada de miel, cruda

Preparación:

Combinar todos los ingredientes en una procesadora y pulsar hasta que esté suave. Transferir a vasos y refrigerar 1 hora antes de servir.

Información nutricional por porción: Kcal: 315, Proteínas: 4.5g, Carbohidratos: 28.1g, Grasas: 23.2g

32.   Pimientos Rellenos

Ingredientes:

2 libras de pimientos verdes

1 cebolla grande, en trozos finos

1 libra de carne molida magra

¼ taza de arroz blanco

½ taza de tomates asados

1 tomate mediano, en rodajas

½ cucharadita de sal

1 cucharadita de Pimienta cayena, molida

3 cucharadas de aceite de oliva

¼ cucharadita de pimienta negra

Preparación:

Cortar la parte de la rama de cada pimiento y remover las semillas. Lavar y dejar a un lado.

En un tazón mediano, combinar la carne con la cebolla, arroz, tomates, sal y pimienta cayena. Revolver bien para combinar.

Usar 1-2 cucharadas de la mezcla y rellenar cada pimiento, pero dejar ½ pulgada de espacio.

Engrasar el fondo de una olla profunda con aceite. Hacer 1 capa con rodajas de tomate. Poner los pimientos y añadir 2 tazas de agua. Agregar frijoles verdes (opcional). Hervir y reducir el fuego al mínimo. Cocinar por 1 hora a fuego mínimo. Rociar con pimienta antes de servir.

Información nutricional por porción: Kcal: 410, Proteínas: 37.9g, Carbohidratos: 24.7g, Grasas: 18.2g

33. Kebab de Ternera en Trozos con Manteca

Ingredientes:

2 libras hombro de ternera sin hueso, en trozos del tamaño de un bocado

3 tomates grandes, en trozos gruesos

2 cucharadas de harina común

3 cucharadas de manteca

1 cucharada de pimienta cayena

1 cucharadita de sal

1 cucharada de perejil, en trozos finos

1 taza de Yogurt griego

1 pan pide

Preparación:

Derretir 2 cucharadas de manteca en una sartén grande a fuego medio/alto. Añadir la carne y rociar con sal a gusto. Cocinar por 10 minutos o hasta que ennegrezca. Añadir agua hasta cubrir y hervir. Agregar los tomates y reducir el fuego al mínimo.

Mientras tanto, derretir la manteca restante en una cacerola a fuego medio/alto. Añadir la harina, pimienta cayena, sal y pimienta. Freír por 2-3 minutos, revolviendo constantemente. Remover del fuego.

Trozar el pan pide y ponerlo en un plato. Cubrir con la mezcla de carne y tomate. Rociar con la salsa hecha previamente y añadir yogurt a un lado. Rociar con perejil fresco y servir.

Información nutricional por porción: Kcal: 437, Proteínas: 49.7g, Carbohidratos: 8.9g, Grasas: 21.8g

34. Estofado de Pescado

Ingredientes:

2 libras de pescados y mariscos variados

¼ taza de aceite de oliva extra virgen

2 cebollas grandes, en trozos finos

2 zanahorias grandes, ralladas

Un puñado de perejil fresco, en trozos finos

3 dientes de ajo, aplastados

3 tazas de agua (opcional 1 ½ taza de agua y 1 ½ taza de vino blanco)

1 cucharadita de sal marina

Preparación:

Poner 3 cucharadas de aceite de oliva en el fondo de una olla profunda. Añadir las cebollas y ajo. Freír por 3-4 minutos o hasta que trasluzcan. Agregar las zanahorias y perejil. Revolver bien y cocinar 3-4 minutos más.

Agregar el pescado, agua y aceite. Rociar con sal y pimienta a gusto y hervir. Reducir el fuego al mínimo y tapar. Cocinar por 1 hora, o hasta que el pescado se deshaga.

Rociar con unas gotas de jugo de limón recién exprimido antes de servir.

Información nutricional por porción: Kcal: 504, Proteínas: 37.2g, Carbohidratos: 8.1g, Grasas: 35.5g

35.   Pastel de Espinaca

Ingredientes:

1 lb. espinaca, lavada y en trozos finos

½ taza de Queso mascarpone

½ taza de Queso feta, rallado

3 huevos, batidos

½ taza de queso de cabra

3 cucharadas de manteca

½ taza de leche

½ cucharadita de sal

1 paquete (6 hojas) de masa yufka

Aceite para engrasar

Preparación:

Precalentar el horno a 400°F.

En un tazón grande, combinar la espinaca con huevos, mascarpone, queso feta y queso de cabra. Añadir sal. Dejar a un lado.

Poner harina en una superficie de trabajo y desdoblar una hoja de yufka. Usando un rollo de amasar, estirar hasta la medida deseada. Repetir el proceso con las hojas restantes.

Combinar la leche y manteca en una sartén pequeña. Hervir y dejar que la manteca se derrita completamente. Remover del fuego.

Engrasar una fuente de hornear con aceite. Poner 2 hojas de yufka y cepillar con la mezcla de leche. Hacer una capa de espinaca y cubrir con otras 2 hojas de yufka. Cepillar con más leche y repetir el proceso hasta haber utilizado todos los ingredientes. La manteca y leche ablandarán la masa.

Llevar al horno y cocinar por 25-30 minutos, o hasta que doren y cruja. Servir caliente con yogurt o crema agria.

Información nutricional por porción: Kcal: 297, Proteínas: 16.6g, Carbohidratos: 6.6g, Grasas: 23.6g

36. Carne a la Pimienta

Ingredientes:

2 libras de filete de carne

5 cebollas medianas, en trozos finos

3 cucharadas de pasta de tomate

2 cucharadas de aceite

1 cucharada de manteca, derretida

2 cucharadas de perejil fresco, en trozos finos

½ cucharadita de pimienta negra, recién molida

1 cucharadita de sal

Preparación:

Precalentar el aceite en una cacerola grande a fuego medio/alto. Añadir las cebollas y freír por 2 minutos. Agregar la carne y cocinar por 5 minutos más, revolviendo ocasionalmente.

Añadir los otros ingredientes y verter 2 tazas de agua. Hervir, reducir el fuego al mínimo. Tapar y cocinar por 25-

30 minutos, o hasta que ablanden.

Añadir la manteca derretida y servir caliente.

Información nutricional por porción: Kcal: 382, Proteínas: 47.3g, Carbohidratos: 10.3g, Grasas: 16.4g

37. Verdes Asados

Ingredientes:

1 libra de Acelga, deshecha (mantener las ramas)

2 papas medianas, sin piel y en trozos finos

¼ taza de aceite de oliva extra virgen

1 cucharadita de sal

Preparación:

Poner las papas en una olla grande. Añadir agua hasta cubrir y hervir. Cocinar por 5 minutos. Agregar la acelga, aceite de oliva, y rociar con sal. Añadir 1 taza más de agua y reducir el fuego al mínimo. Tapar y cocinar por 40 minutos, o hasta que ablande.

Servir con pescado, carne, o como plato principal.

Información nutricional por porción: Kcal: 204, Proteínas: 3.8g, Carbohidratos: 21.1g, Grasas: 13.4g

38.   Pastel de Manzana

Ingredientes:

2 libras de Manzanas Zester

¼ taza de miel

¼ taza de pan rallado

2 cucharadita de canela molida

3 cucharadas de jugo de limón, recién exprimido

1 cucharadita de azúcar de vainilla

¼ taza de aceite

1 huevo, batido

¼ taza de harina común

2 cucharadas de linaza

Masa de pastel

Preparación:

Precalentar el horno a 375°F.

Pelar las manzanas y trozar en piezas del tamaño de un bocado. Transferir a un tazón grande. Añadir jugo de limón para prevenir el cambio de color.

Agregar el pan rallado, azúcar de vainilla, miel y canela. Mezclar bien y dejar a un lado.

En una superficie con harina, amasar la masa de pastel haciendo 2 costras en forma de círculo. Engrasar una fuente de hornear con aceite y poner 1 costra en ella. Verter la mezcla de manzana y cubrir con la costra restante. Sellar aplastando los lados y cepillar con el huevo batido.

Hornear por 20 minutos, y reducir el fuego a 350°F. Cocinar otros 45 minutos, o hasta que dore y esté crujiente.

Información nutricional por porción: Kcal: 214, Proteínas: 2.8g, Carbohidratos: 27.4g, Grasas: 11.2g

39. Frappuccino de Banana y Vainilla

Ingredientes:

1 taza de leche de almendra

1 banana grande, en trozos

½ cucharadita de extracto de vainilla

1 cucharadita de cacao, crudo

1 cucharada de miel, cruda

Preparación:

Combinar todos los ingredientes en una procesadora y pulsar hasta que esté suave. Añadir agua para ajustar el espesor. Transferir a vasos y refrigerar. Cubrir con crema batida, chips de chocolate o cacao antes de servir.

Información nutricional por porción: Kcal: 373, Proteínas: 3.7g, Carbohidratos: 31.4g, Grasas: 28.9g

40. Cordero Asado

Ingredientes:

2 libra de pata de cordero

3 cucharadas de aceite de oliva extra virgen

2 cucharaditas sal

Preparación:

Engrasar el fondo de una sartén antiadherente grande con aceite de oliva.

Lavar y sazonar la carne con sal. Poner en la sartén. Tapar y cocinar por 20-25 minutos a fuego mínimo, o hasta que la carne esté blanda y se separe del hueso. Servir con cebollas frescas o algún otro vegetal de su elección.

Información nutricional por porción: Kcal: 437, Proteínas: 49.7g, Carbohidratos: 8.9g, Grasas: 21.8g

41. Omelette de Espárragos

Ingredientes:

6 huevos grandes, batidos

1 taza de espárragos, sin ramas y en trozos

2 cucharadita de aceite de oliva

2 dientes de ajo, molidos

2 cucharadas de leche descremada

1 cucharada de cebollines, picados

1 cucharada de perejil fresco, en trozos finos

1 cucharada de jugo de limón, recién exprimido

1 cucharadita de sal

¼ cucharadita de pimienta negra, molida

Preparación:

Combinar los huevos, leche, perejil, cebollines, sal y pimienta en un tazón. Batir bien y dejar a un lado.

Precalentar el aceite en una sartén grande a fuego medio/alto. Añadir el ajo y freír por 2 minutos. Agregar los espárragos y ½ taza de agua. Cocinar hasta que ablanden, o el líquido se haya evaporado. Verter la mezcla de huevo y esparcir bien. Cocinar por 2-3 minutos de cada lado. Remover del fuego y doblar el omelette. Servir inmediatamente.

Información nutricional por porción: Kcal: 188, Proteínas: 14.1g, Carbohidratos: 4.0g, Grasas: 13.2g

42.   Albóndigas al Romero con Yogurt

Ingredientes:

1 lb. carne molida magra

3 dientes de ajo, aplastados

¼ taza de harina común

1 cucharada de romero fresco, aplastado

1 huevo grande, batido

½ cucharadita de sal

3 cucharadas de aceite de oliva extra virgen

Para servir:

2 tazas de yogurt líquido

1 taza de Yogurt griego

2 cucharadas de perejil fresco

1 diente de ajo, aplastado

Preparación:

En un tazón grande, combinar la carne molida con el ajo, romero, 1 huevo y sal. Usando sus manos, mezclar bien para combinar.

Formar bolas de 1 ½ pulgada, y transferirlas a una olla profunda. Añadir ½ taza de agua.

Hervir, reducir el fuego al mínimo y tapar. Cocinar por 10 minutos, o hasta que doren bien. Remover del fuego y dejar enfriar completamente.

Mientras tanto, combinar el yogurt líquido con yogurt griego, perejil y ajo. Revolver bien y rociar sobre las albóndigas.

Información nutricional por porción: Kcal: 477, Proteínas: 49.6g, Carbohidratos: 17.8g, Grasas: 21.4g

43.   La Sopa del Sultán

Ingredientes:

3 ½ onzas de zanahorias, en trozos finos

3 ½ onzas de raíz de apio, en trozos finos

Un puñado de guisantes verdes, remojados

Un puñado de okra fresca

2 cucharadas de manteca

2 cucharadas de perejil fresco, en trozos finos

1 yema de huevo

2 cucharadas de queso kaymak

¼ taza de jugo de limón, recién exprimido

1 hoja de laurel

1 cucharadita de sal

½ cucharadita de pimienta negra, molida

4 tazas de caldo de carne, más una taza de agua

Preparación:

Derretir la manteca en una cacerola grande a fuego medio/alto. Añadir las zanahorias, apio, okra, perejil y guisantes. Revolver bien y cocinar por 5 minutos, o hasta que ablanden bien.

Verter el caldo de carne y agua. Revolver bien y rociar con sal y pimienta. Hervir y reducir el fuego al mínimo. Añadir una hoja de laurel, yema de huevo y jugo de limón. Cocinar por 1 hora, o hasta que los vegetales ablanden. Agregar el queso y cocinar 2 minutos más.

Remover del fuego y servir inmediatamente.

Información nutricional por porción: Kcal: 161, Proteínas: 2.8g, Carbohidratos: 9.1g, Grasas: 13.4g

44.   Moussaka de Papa

Ingredientes:

2 lb. papas grandes, sin piel y en rodajas

1 lb. carne molida magra

1 cebolla grande, sin piel y en trozos finos

1 cucharadita de sal

½ cucharadita de pimienta negra, molida

½ taza de leche

2 huevos grandes, batidos

Aceite vegetal

Crema agria o Yogurt griego, para servir

Preparación:

Precalentar el horno a 400°F.

Engrasar el fondo de una fuente de hornear grande con aceite vegetal. Hacer una capa con papas y cepillar con leche. Esparcir la carne molida y hacer otra capa con papas.

Cepillar con la leche restante y añadir ½ taza de agua. Cubrir con papel aluminio y llevar al horno.

Cocinar por 40 minutos, o hasta que las papas doren. Esparcir los huevos batidos y retornar al horno por 10 minutos más. Cuando esté listo, cubrir con crema agria o yogurt griego, y servir.

Información nutricional por porción: Kcal: 458, Proteínas: 34.9g, Carbohidratos: 36.2g, Grasas: 19.2g

45.   Pasta Negra con Mariscos

Ingredientes:

1 libra de mezcla de mariscos fresca

3 cucharadas de aceite de oliva

4 dientes de ajo, aplastados

1 cucharada de perejil fresco, en trozos finos

1 cucharadita de romero fresco, en trozos finos

½ taza de vino blanco

1 cucharadita de sal

1 lb. pasta de tinta de calamar

Preparación:

Usar las instrucciones del paquete para preparar la pasta. Usualmente la pasta de tinta de calamar toma solo 5 minutos en agua hirviendo.

Precalentar el aceite en una olla profunda a fuego medio/alto. Agregar el ajo y freír por 2-3 minutos. Añadir la mezcla de mariscos, perejil fresco, romero y sal. Agregar el vino revolviendo y media taza de agua. De ser necesario, añadir más agua para ajustar el espesor. Tapar y reducir el fuego al mínimo. Cocinar por 1 hora.

Añadir la pasta cocida previamente y cocinar por 5 minutos. Rociar con parmesano antes de servir.

Información nutricional por porción: Kcal: 273, Proteínas: 26.1g, Carbohidratos: 3.8g, Grasas: 14.6g

46.   Batido de Canela y Linaza

Ingredientes:

1 taza de leche de almendra, sin endulzar

1 cucharadita de extracto de vainilla

1 manzana grande, sin centro y en trozos

1 cucharada de miel, cruda

Preparación:

Combinar todos los ingredientes en una procesadora y pulsar hasta que esté suave. Transferir a vasos y refrigerar por 30 minutos antes de servir.

Información nutricional por porción: Kcal: 372, Proteínas: 3.1g, Carbohidratos: 31.0g, Grasas: 28.8g

47.   Frijoles Blancos Picantes

Ingredientes:

1 libra de frijoles blancos

1 cebolla grande, en trozos finos

1 ají picante pequeño, en trozos finos

2 cucharadas de harina común

2 cucharadas de manteca

1 cucharada de Pimienta cayena, molida

3 hojas de laurel, secas

1 cucharadita de sal

½ cucharadita de pimienta negra, recién molida

Preparación:

Derretir la manteca en una sartén grande a fuego medio/alto. Añadir la cebolla y freír por 5 minutos, o hasta que trasluzca.

Agregar los guisantes, ají picante, hoja de laurel, sal y pimienta. Añadir la harina revolviendo y la pimienta cayena. Verter 3 tazas de agua.

Hervir y reducir el fuego al mínimo. Tapar y cocinar por 45 minutos. Remover del fuego y servir.

Información nutricional por porción: Kcal: 177, Proteínas: 7.2g, Carbohidratos: 23.9g, Grasas: 6.5g

48.   Cebollas Rellenas

Ingredientes:

10-12 cebollas dulces medianas, sin piel

1 libra de carne molida magra

½ taza de rice

3 cucharadas de aceite de oliva

1 cucharada de menta seca, molida

1 cucharadita de Pimienta cayena, molida

½ cucharadita de comino, molido

1 cucharadita de sal

½ taza de pasta de tomate

½ taza Pan rallado estilo italiano

Un puñado de perejil fresco, en trozos finos

Preparación:

Cortar una rodaja de ¼ de cada cebolla y remover un poco de la otra punta, para que se queden paradas. Poner en un plato para microondas y añadir 1 taza de agua. Tapar y llevar al microondas al máximo por 10-12 minutos, o hasta que ablanden. Remover y enfriar levemente. Remover las capas internas, dejando una costra de ¼ pulgada.

En un tazón grande, combinar la carne molida con arroz, aceite de oliva, menta, pimienta cayena, comino, sal y pan rallado. Usar 1 cucharada de la mezcla para rellenar cada cebolla.

Engrasar el fondo de una olla profunda con aceite y poner las cebollas. Añadir unas 2 ½ tazas de agua y tapar. Cocinar por 45-50 minutos a fuego mínimo. Remover del fuego.

Rociar con perejil picado o rúcula y servir con crema agria y pan pide.

Información nutricional por porción: Kcal: 464, Proteínas: 34.3g, Carbohidratos: 48.4g, Grasas: 15.2g

49.   Compota Caliente de Invierno

Ingredientes:

1 libra de higos frescos

7 onzas de Higos turcos

7 onzas de cerezas frescas, sin carozo

7 onzas de ciruelas, sin carozo

3 ½ onzas de pasas de uva

3 manzanas grandes, sin centro y en trozos

3 cucharadas de maicena

1 cucharadita de canela molida

1 cucharada de dientes de ajo

3 cucharadas de miel

1 limón, exprimido

3 tazas de agua

Preparación:

Combinar todos los ingredientes en una olla profunda. Añadir 3-4 tazas de agua. Hervir y reducir el fuego al mínimo. Cocinar por 20 minutos, o hasta que la fruta ablande.

Información nutricional por porción: Kcal: 215, Proteínas: 2.2g, Carbohidratos: 55.6g, Grasas: 0.8g

50. Omelette de Champiñones y Albahaca

Ingredientes:

1 taza de champiñones, en trozos

6 huevos grandes, batidos

2 dientes de ajo, aplastados

1 cebolla pequeña, en trozos finos

3 cucharadas de leche descremada

1 cucharada de aceite de oliva extra virgen

½ cucharadita de romero fresco, en trozos finos

½ cucharadita de sal

¼ cucharadita de pimienta negra, molida

Preparación:

Combinar los huevos, leche, sal y pimienta en un tazón. Batir con un tenedor y dejar a un lado.

Precalentar el aceite en una sartén grande a fuego medio/alto. Añadir el ajo y cebolla y freír por 3 minutos.

Agregar los champiñones trozados y cocinar hasta que ablanden. Verter la mezcla de huevo y revolver bien. Cocinar por 5 minutos, o hasta que los huevos estén listos. Revolver con una cuchara de madera y cocinar por 5 minutos más.

Información nutricional por porción: Kcal: 207, Proteínas: 14.2g, Carbohidratos: 5.4g, Grasas: 14.7g

51.   Sopa Crema de Brotes de Bruselas

Ingredientes:

1lb brotes de Bruselas frescos, por la mitad

7oz espinaca bebé fresco, deshecho

1 cucharadita de sal marina

1 taza de leche entera

3 cucharadas de crema agria

1 cucharada de apio fresco, en trozos finos

2 tazas de agua

1 cucharada de manteca

Preparación:

Derretir la manteca en una sartén grande a fuego medio/alto. Añadir la espinaca y brotes de Bruselas, y 2 cucharadas de agua. Rociar con sal y cocinar por 3-4 minutos, o hasta que ablande.

Añadir la leche, crema agria, apio y agua. Hervir y reducir el fuego al mínimo. Cocinar por 15-20 minutos, tapado.

Remover del fuego y dejar enfriar un rato. Transferir a una procesadora y pulsar hasta que esté suave. Calentar la sopa y servir.

Información nutricional por porción: Kcal: 194, Proteínas: 10.2g, Carbohidratos: 21.7g, Grasas: 9.8g

52. Estofado de Carne con Berenjenas

Ingredientes:

10 onzas de cuello de res, u otro corte blando, en trozos del tamaño de un bocado

1 berenjena grande, en rodajas

2 tazas de tomates asados

½ taza de guisantes verdes frescos

1 taza de caldo de carne

4 cucharadas de aceite de oliva

2 cucharadas de pasta de tomate

1 cucharada de Pimienta cayena, molida

½ cucharadita de ají picante, molido (opcional)

½ cucharadita de sal

Queso parmesano

Preparación:

Engrasar el fondo de una olla profunda con aceite de oliva.

Añadir todos los ingredientes y 1 ½ taza de agua. Hervir y reducir el fuego al mínimo. Tapar y cocinar por 2 horas, o hasta que la carne ablande.

Rociar con queso parmesano antes de servir.

Información nutricional por porción: Kcal: 195, Proteínas: 15.3g, Carbohidratos: 9.6g, Grasas: 11.1g

53.   Batido de Té Verde y Palta

Ingredientes:

1 taza de Yogurt griego

½ taza de palta, sin piel

1 cucharadita de té verde, (1 tea bag)

1 cucharada de miel, cruda

2 cucharadas de agua caliente

1 cucharada de menta

Preparación:

Combinar el té con agua caliente en una taza pequeña. Remojar por 2 minutos.

Mientras tanto, combinar los ingredientes restantes excepto la menta, y añadir la mezcla de té. Pulsar hasta que esté suave y transferir a vasos. Refrigerar por 1 hora y decorar con menta antes de servir.

Información nutricional por porción: Kcal: 176, Proteínas: 9.9g, Carbohidratos: 15.7g, Grasas: 9.0g

54.   Verde Rellenos

Ingredientes:

1 ½ libra de verdes, al vapor

1 libra de carne molida magra

2 cebollas pequeñas, en trozos finos

½ taza arroz de grano largo

2 cucharadas de aceite de oliva

1 cucharadita de sal

½ cucharadita de pimienta negra, recién molida

1 cucharadita de hojas de menta, en trozos finos

Preparación:

Hervir una olla grande de agua y añadir los verdes. Cocinar por 2-3 minutos. Colar y escurrir. Dejar a un lado.

En un tazón grande, combinar la carne molida con cebolla, arroz, sal, pimienta y hojas de menta.

Engrasar el fondo de una olla profunda con aceite. Poner las hojas en una superficie de trabajo. Usar 1 cucharada de la mezcla de carne y ponerla sobre cada hoja. Doblar los lados y enrollar. Asegurar las puntas y transferir a la olla.

Tapar y cocinar por 1 hora. Añadir más agua de ser necesario.
Remover del fuego y servir.

Información nutricional por porción: Kcal: 156, Proteínas: 5.2g, Carbohidratos: 21.0g, Grasas: 7.4g

55. Ensalada de Limón y Atún

Ingredientes:

1 lata de atún, desmenuzado

4 cucharadas de jugo de limón, recién exprimido

¼ taza de queso crema

1 cucharada de albahaca fresca, en trozos finos

3 cucharadas de aceite de oliva extra virgen

1 taza de Lechuga iceberg, en trozos gruesos

1 cucharadita de sal

¼ cucharadita de pimienta negra, molida

¼ cucharadita de copos de pimienta roja

Preparación:

Precalentar el aceite en una sartén antiadherente grande a fuego medio/alto. Añadir el atún y jugo de limón, rociar con albahaca, sal, pimienta negra y copos de pimienta roja. Revolver bien y cocinar por 2 minutos.

Mientras tanto, poner la lechuga y albahaca en un tazón grande. Remover el atún del fuego y transferir la mezcla al bowl directamente con los jugos. Añadir el queso crema y servir inmediatamente.

Información nutricional por porción: Kcal: 460, Proteínas: 26.3g, Carbohidratos: 2.6g, Grasas: 38.6g

56.   Estofado de Pollo y Vegetales

Ingredientes:

1 pollo entero, (unas 3 libras)

10 onzas de brócoli fresco

7 onzas floretes de coliflor

1 cebolla grande, en trozos finos

1 papa grande sin piel y en trozos

3 zanahorias medianas, en rodajas

1 tomate grande, sin piel y en trozos

Un puñado de frijoles de cera amarilla, enteros

Un puñado de perejil fresco, en trozos finos

¼ taza de aceite de oliva extra virgen

2 cucharadita de sal

½ cucharadita de pimienta negra, recién molida

1 cucharada de Pimienta cayena, molida

Preparación:

Precalentar el horno a 450°F.

Limpiar el pollo y rociar con sal. Dejar a un lado.

Precalentar el aceite en una sartén grande a fuego medio/alto. Añadir la cebolla y freír por 3-4 minutos, o hasta que trasluzca. Agregar la zanahoria y continuar cocinando por 5 minutos más.

Añadir el brócoli, coliflor, papa, tomate, frijoles y perejil. Revolver bien y cocinar por 2-3 minutos. Transferir a una fuente de hornear grande y cubrir con el pollo. Rociar con pimienta cayena, pimienta negra, y llevar al horno.

Cocinar por 10-15 minutos, y luego reducir el fuego a 350°F. Continuar cocinando por 45-50 minutos, o hasta que esté listo.

Información nutricional por porción: Kcal: 290, Proteínas: 31.2g, Carbohidratos: 39.4g, Grasas: 6.5g

57.   Trucha Mediterránea Grillada

Ingredientes:

4oz trucha fresca, limpia

¼ taza de perejil, en trozos finos

2 dientes de ajo, aplastados

¼ taza de jugo de limón, recién exprimido

½ cucharadita pimentón ahumado

1 cucharada de romero fresco, en trozos finos

½ cucharadita ají picante, molido

½ cucharadita de pimienta negra, recién molida

¼ taza de aceite de oliva

Preparación:

Mezclar el perejil, ajo, pimentón, chile, jugo de limón y aceite de oliva en un tazón grande. Poner el pescado en la marinada y cubrir bien. Dejar reposar por 1 hora.

Remover el pescado de la marinada y precalentar un grill. Ponerlo en él y cocinar por 3-4 minutos de cada lado.

Remover del grill, transferir a un plato, y servir con limón o vegetales a elección.

Información nutricional por porción: Kcal: 143, Proteínas: 21.5g, Carbohidratos: 0.6g, Grasas: 7.7g

58. Salmón con Pesto de Cilantro

Ingredientes:

1 libras de filetes de salmón, en piezas del tamaño de un bocado

1 taza de cilantro fresco, en trozos finos

5 cucharadas de aceite de oliva

2 dientes de ajo, molidos

4 cucharadas de Queso parmesano, rallado

3 cucharadas de almendras, en trozos gruesos

½ cucharadita de sal marina

Preparación:

Precalentar 1 cucharada de aceite en una cacerola grande a fuego medio/alto. Añadir 1 ajo y freír por 2 minutos. Agregar la carne y cocinar 5-7 minutos más, o hasta que esté lista. Dejar a un lado.

Mientras tanto, combinar el ajo restante, cilantro, queso, almendras y sal marina en una procesadora. Pulsar por 1 minuto, y añadir gradualmente el aceite.

Verter el pesto sobre el salmón, o servir como aderezo.

Información nutricional por porción: Kcal: 465, Proteínas: 33.5g, Carbohidratos: 2.4g, Grasas: 37.4g

59.   Portobellos Rellenos

Ingredientes:

6 champiñones portobello grandes,

½ taza de albahaca fresca, en trozos finos

1 taza de rúcula fresca, en trozos

4 cucharadas de perejil fresco, en trozos finos

4 cucharadas de Queso parmesano

2 dientes de ajo, molidos

2 onzas de tomates secos

¼ taza de aceite de oliva

¼ cucharadita de pimienta negra, molida

½ cucharadita de sal marina

Preparación:

Precalentar el horno a 400°F.

Limpiar los champiñones y remover lo más posible para hacer cazuelas pequeñas.

Precalentar el grill a fuego medio. Poner los champiñones y grillar por 3 minutos de cada lado. Remover y dejar a un lado.

Mientras tanto, combinar la rúcula, albahaca, queso, tomates, ajo, aceite, pimienta y sal en una procesadora. Pulsar hasta estar bien combinado.

Verter la mezcla dentro de los champiñones. Poner papel sobre una fuente de hornear y los champiñones encima. Llevar al horno por 2-3 minutos, o hasta que el queso se derrita. Remover y servir inmediatamente.

Información nutricional por porción: Kcal: 192, Proteínas: 4.9g, Carbohidratos: 4.0g, Grasas: 18.9g

60. Batido de Arándanos y Col Rizada

Ingredientes:

½ taza de arándanos congelados

½ taza de col rizada fresca, en trozos gruesos

½ taza de repollo colorado, en trozos

1 taza de agua

Preparación:

Combinar todos los ingredientes en una procesadora y pulsar hasta que esté suave. Transferir la mezcla a vasos y añadir algunos cubos de hielo, o refrigerar antes de servir.

Información nutricional por porción: Kcal: 33, Proteínas: 1.0g, Carbohidratos: 8.0g, Grasas: 0.1g

61. Bacalao Horneado

Ingredientes:

1 libra de bacalao, en filetes, sin piel ni hueso

1 cucharadita de sal marina

½ cucharadita de pimienta negra, molida

3 cucharadas de aceite de oliva

1 cucharada de vinagre

1 taza de espinaca, en trozos del tamaño de un bocado

Preparación:

Precalentar el horno a 375°F.

Poner la espinaca en una olla de agua hirviendo. Cocinar hasta que ablande. Remover y colar bien. Dejar enfriar.

Combinar el vinagre, sal, pimienta y 2 cucharadas de aceite de oliva en un tazón.

Poner papel de hornear en una fuente grande. Engrasar con el aceite restante y poner el pescado encima. Rociar con sal y llevar al horno. Hornear por 10-12 minutos, y luego añadir la espinaca. Rociar con el aderezo y hornear 3-4 minutos más. Remover y dejar reposar un rato.

Información nutricional por porción: Kcal: 283, Proteínas: 34.9g, Carbohidratos: 0.6g, Grasas: 15.3g

62. Frijoles Verdes y Champiñones

Ingredientes:

1 libra de frijoles verdes, en trozos

1 taza de champiñones, en trozos

2 cucharadas de perejil fresco, en trozos finos

1 cebolla mediana, en trozos

2 cucharadas de aceite de oliva

½ cucharadita de sal

¼ cucharadita de pimienta negra, molida

Preparación:

Poner los frijoles en una olla de agua hirviendo y cocinar por 10 minutos, o hasta que ablanden. Remover y colar. Dejar a un lado.

Precalentar el aceite en una cacerola grande a fuego medio/alto. Añadir la cebolla y freír por 3 minutos. Agregar los champiñones y rociar con perejil, sal y pimienta. Añadir 3-4 cucharadas de agua para evitar que se pegue. Cocinar por 5 minutos. Agregar los frijoles y revolver para combinar. Cocinar otros 2-3 minutos. Rociar con sal y pimienta de ser necesario. Remover y servir.

Información nutricional por porción: Kcal: 148, Proteínas: 4.0g, Carbohidratos: 15.2g, Grasas: 9.7g

63. Harina de Avena con Manzana y Canela

Ingredientes:

1 taza de harina de avena

1 taza de leche de almendra

¼ taza de ciruelas pasas, en trozos finos

1 manzana mediana, en trozos

½ cucharadita de canela molida

1 cucharada de miel

Preparación:

Poner la harina de avena en un tazón mediano. Añadir la leche, ciruelas pasas, canela y miel. Dejar remojar 10-15 minutos. Agregar la manzana y revolver. Servir.

Información nutricional por porción: Kcal: 382, Proteínas: 6.0g, Carbohidratos: 48.3g, Grasas: 21.0g

64.   Ensalada de Lentejas y Limón

Ingredientes:

1 taza de lentejas, pre-cocidas

3 tazas de caldo vegetal

2 tazas de rúcula fresca, en trozos

½ taza de cebollas verdes, en trozos

¼ taza de jugo de limón, recién exprimido

3 cucharadas de cilantro fresco, en trozos finos

1 cucharadita de menta fresca, en trozos finos

½ cucharadita de Sal Himalaya

¼ cucharadita de pimienta negra, molida

Preparación:

Combinar las lentejas y caldo vegetal en una olla profunda. Hervir y reducir el fuego al mínimo. Tapar y cocinar por 50 minutos, o hasta que las lentejas ablanden. Remover del fuego y colar bien. Transferir a un tazón grande.

Añadir el jugo de limón, cebollas de verdeo, cilantro, pimienta y sal Himalaya. Poner un puñado de rúcula en un plato y verter la ensalada encima. Servir.

Información nutricional por porción: Kcal: 139, Proteínas: 11.1g, Carbohidratos: 20.9g, Grasas: 1.2g

65. Espagueti al Champiñón en Salsa de Tomate

Ingredientes:

8 onzas de champiñones, en trozos

10 onzas de espagueti

2 dientes de ajo, aplastados

1 libra de tomates, en cubos

½ cucharadita de ají picante, molido

1 cebolla pequeña, en trozos finos

2 cucharadas de aceite vegetal

2 cucharadas de perejil fresco, en trozos finos

½ cucharadita de sal

¼ cucharadita de pimienta negra, molida

Preparación:

Preparar el espagueti usando las instrucciones del paquete. Colar bien y dejar a un lado.

Precalentar el aceite en una cacerola grande a fuego medio/alto. Añadir los champiñones y cocinar por 3-4 minutos, o hasta que ablanden levemente. Agregar el ajo y perejil y continuar cocinando 1 minuto más. Transferir al tazón y reservar la cacerola.

Añadir las cebollas a la cacerola y freír hasta que trasluzcan. Agregar los tomates y rociar con chile y sal. Cocinar por 10-12 minutos, o hasta que espese.

Añadir la salsa de tomate al tazón de espagueti y cubrir con champiñones.

Información nutricional por porción: Kcal: 205, Proteínas: 7.4g, Carbohidratos: 31.6g, Grasas: 5.9g

66.   Pollo en Miel y Mostaza

Ingredientes:

1 libra de pechugas de pollo, en rodajas finas

3 cucharadas de miel, cruda

3 cucharadas de mostaza amarilla

1 cucharadita de albahaca seca, molida

½ cucharadita de sal marina

¼ cucharadita de pimienta roja, molida

Preparación:

Precalentar el horno a 375°F.

En un tazón, combinar la carne, sal y pimienta. Frotar bien con las manos para cubrir.

Mezclar la mostaza, miel y albahaca. Añadir una pizca de sal y revolver. Dejar a un lado.

Poner papel aluminio en el fondo de una fuente grande de hornear. Esparcir la carne y verter la mitad de la mezcla de mostaza encima. Llevar al horno y cocinar por 25-30 minutos. Rotar y añadir la salsa restante. Cocinar por otros 15 minutos. Remover del horno y dejar reposar antes de servir.

Información nutricional por porción: Kcal: 365, Proteínas: 44.6g, Carbohidratos: 18.9g, Grasas: 11.8g

67.   Batido de Jengibre y Dátiles

Ingredientes:

1 taza de leche descremada

½ taza de dátiles, sin carozo

¼ cucharadita de jengibre, molido

¼ cucharadita de nuez moscada, molida

¼ cucharadita de canela molida

Preparación:

Combinar todos los ingredientes en una procesadora y pulsar hasta que esté homogéneo. Transferir a vasos y refrigerar por 30 minutos antes de servir.

Información nutricional por porción: Kcal: 173, Proteínas: 5.1g, Carbohidratos: 39.9g, Grasas: 0.3g

68.   Sopa de Pavo y Brócoli

Ingredientes:

1 libra de filetes de pavo, en piezas del tamaño de un bocado

10 onzas de brócoli, en trozos

4 tazas de caldo vegetal

1 taza de leche descremada

1 cucharada de manteca

½ taza de queso cheddar

¼ cucharadita de sal

¼ cucharadita de pimienta negra, molida

Preparación:

Poner el brócoli en una olla de agua hirviendo y cocinar hasta que ablande. Remover y colar bien. Transferir a una procesadora y añadir leche. Rociar con sal y pimienta, y pulsar hasta que esté cremoso. Dejar a un lado.

Derretir la manteca en una sartén grande a fuego medio/alto. Añadir la cebolla y freír hasta que trasluzca. Agregar el pavo y cocinar por 5-7 minutos, hasta que dore. Remover del fuego y dejar a un lado.

Verter el caldo vegetal en una olla profunda y hervir. Añadir la carne y el brócoli. Cocinar por 5 minutos y agregar el queso. Remover del fuego y dejar reposar antes de servir.

Información nutricional por porción: Kcal: 164, Proteínas: 20.6g, Carbohidratos: 4.4g, Grasas: 6.8g

69.   Ensalada de Sandía y Espinaca

Ingredientes:

2 tazas de sandía, sin semillas

2 tazas de espinaca fresca, en trozos gruesos

½ taza de Queso feta, desmenuzado

1 cebolla morada pequeña, en trozos

4 cucharadas de vinagre de vino tinto

1 cucharada de aceite de oliva extra virgen

1 cucharada de menta fresca, molida

¼ cucharadita de Sal rosa Himalaya

¼ cucharadita de pimienta negra, molida

Preparación:

Mezclar el vinagre, aceite de oliva, menta, sal y pimienta en un tazón o jarra. Revolver bien y dejar a un lado.

Combinar la sandía, espinaca, cebolla y queso en un tazón grande. Rociar con la marinada hecha y sacudir para cubrir bien. Refrigerar por 1 hora antes de servir.

Información nutricional por porción: Kcal: 156, Proteínas: 5.1g, Carbohidratos: 12.0g, Grasas: 10.2g

70.   Ensalada Griega

Ingredientes:

2 tomates grandes, en trozos

1 pepino grande, en rodajas

1 cebolla pequeña, en trozos

1 taza de Queso feta, desmenuzado

¼ taza de aceitunas verdes, sin carozo y por la mitad

2 cucharadas de aceite de oliva extra virgen

2 cucharadas de vinagre balsámico

3 cucharadas de jugo de limón, recién exprimido

½ cucharadita de sal

¼ cucharadita de pimienta negra, molida

½ cucharadita de orégano seco, molido

Preparación:

Combinar el aceite de oliva, vinagre, jugo de limón, sal, pimienta, orégano y aceitunas en un tazón. Revolver bien y dejar a un lado.

En un tazón grande, combinar el queso, tomates, pepino y cebollas. Rociar con el aderezo hecho previamente y mezclar para cubrir. Refrigerar por 20 minutos antes de servir.

Información nutricional por porción: Kcal: 163, Proteínas: 5.6g, Carbohidratos: 8.2g, Grasas: 12.6g

JUGOS

1. Jugo Desintoxicante de Lima Fresca

Ingredientes:

2 pepinos grandes, sin piel

2 limas grandes, sin piel

1 taza de verdes de remolacha, en trozos

1 taza de col rizada, en trozos

1 taza de perejil, en trozos

1 cucharada de jarabe de agave

½ taza de agua de coco pura, sin endulzar

Preparación:

Lavar y preparar los ingredientes.

Pasarlos por una juguera, uno por vez. Combinar con el agua de coco sin endulzar y añadir 1 cucharada de jarabe de agave. Mezclar y servir frío.

Información nutricional por porción: Kcal: 139, Proteínas: 10.6g, Carbohidratos: 42.2g, Grasas: 1.9g

2. Jugo de Tomate

Ingredientes:

3 tomates grandes

2 zanahorias grandes, en rodajas

2 tallos de apio

1 pepino grande

1 puñado de espinaca fresca

1 pimiento grande

Preparación:

Lavar y preparar los ingredientes. Combinar los ingredientes en una juguera y pulsar. Transferir a un vaso y servir, o refrigerar. Rociar con menta fresca.

Información nutricional por porción: Kcal: 248, Proteínas: 3.71g, Carbohidratos: 70.5g, Grasas: 3.71g

3.   Jugo de Remolacha y Pera

Ingredientes:

1 remolacha mediana, recortada

1 limón grande, sin piel

3 peras grandes

1 taza de frambuesas frescas

Preparación:

Combinar los ingredientes en una juguera. Pulsar y transferir a un vaso. Añadir hielo antes de servir o refrigerar.

Información nutricional por porción: Kcal: 378, Proteínas: 2.7g, Carbohidratos: 133g, Grasas: 2.7g

4. Jugo de Chía y Pimiento

Ingredientes:

3 cucharadas de semillas de chía

1 limón grande, sin piel

½ pimiento rojo, sin semillas

½ pimiento amarillo, sin semillas

1 manzana verde, sin centro

Preparación:

Lavar y preparar los ingredientes. Pasar los ingredientes por la juguera, excepto la chía. Añadir las semillas de chía y dejar reposar 15 minutos.

Información nutricional por porción: Kcal: 136, Proteínas: 4.3g, Carbohidratos: 31.2g, Grasas: 6.1g

5.   Jugo de Damasco y Pomelo

Ingredientes:

1 damasco grande, sin carozo

1 pomelo grande, sin piel

1 taza de brócoli

1 banana grande

Preparación:

Lavar los ingredientes y pasarlos por una juguera. Añadir algunos cubos de hielo o refrigerar 30 minutos antes de servir.

Información nutricional por porción: Kcal: 229, Proteínas: 6.5g, Carbohidratos: 67.2g, Grasas: 1.3g

6.   Jugo de Jengibre y Calabaza

Ingredientes:

½ taza de cubos de calabaza

2 rodajas de jengibre fresco

1 manzana roja deliciosa grande, sin piel ni centro

1 zanahoria grande

1 cucharada de menta fresca, picada

1 naranja grande, sin piel

1 cucharadita de azúcar de coco pura

Preparación:

Pasar los ingredientes por una juguera.

Transferir a un vaso y añadir 1 cucharadita de azúcar de coco pura.

Servir con hielo.

Información nutricional por porción: Kcal: 314, Proteínas: 5.3g, Carbohidratos: 61g, Grasas: 1.2g

7. Jugo de Melón Dulce

Ingredientes:

2 gajos grandes de melón dulce

5 cucharadas de menta fresca

1 taza de palta, sin piel ni carozo

1 lima grande, sin piel

Preparación:

Combinar los ingredientes en una juguera y pulsar.

Transferir a vasos y añadir algunos cubos de hielo.

Información nutricional por porción: Kcal: 321, Proteínas: 5.2g, Carbohidratos: 46.8g, Grasas: 22.6g

8.   Jugo de Bayas y Remolacha

Ingredientes:

1 taza de moras

1 taza de arándanos

1 taza de albahaca fresca

1 remolacha grande, recortada

2 onzas de agua de coco

Preparación:

Lavar y preparar las frutas y vegetales.

Pasar por la juguera y añadir el agua de coco. Añadir algunos cubos de hielo y servir inmediatamente.

Información nutricional por porción: Kcal: 142, Proteínas: 5.2g, Carbohidratos: 44.8g, Grasas: 1.5g

9.   Jugo de Granada y Sandía

Ingredientes:

1 taza de sandía, sin piel ni semillas

1 naranja grande, sin piel

1 taza de Lechuga romana, rallada

1 taza de semillas de granada

Preparación:

Lavar y preparar los ingredientes. Pasarlos por la juguera y refrigerar antes de usar.

Información nutricional por porción: Kcal: 142, Proteínas: 5.2g, Carbohidratos: 44.8g, Grasas: 1.5g

10. Jugo de Espárragos y Aceite de Oliva

Ingredientes:

1 manzana verde grande, sin centro

4 varas de espárragos medianas, recortadas

1 brócoli grande

3 tallos de apio grandes

1 cucharada de aceite de oliva extra virgen

Un puñado de perejil fresco

Preparación:

Combinar la manzana, espárragos, brócoli y apio en una juguera, y pulsar.

Transferir a un vaso y añadir el aceite de oliva. Refrigerar 1 hora antes de servir. Decorar con perejil fresco.

Información nutricional por porción: Kcal: 234, Proteínas: 7.3g, Carbohidratos: 45.9g, Grasas: 10.7g

11.   Jugo Verde de Kiwi

Ingredientes:

2 puerros enteros, en trozos

1 taza de Brotes de Bruselas, en trozos

1 taza de perejil, en trozos

2 kiwis enteros, en trozos

Un puñado de espinaca, en trozos

½ taza de agua

Preparación:

Pasar los ingredientes por una juguera.

Servir frío.

Información nutricional por porción: Kcal: 207, Proteínas: 9.8g, Carbohidratos: 58.1g, Grasas: 2.1g

12.   Jugo Veraniego de Guayaba

Ingredientes:

1 taza de trozos de ananá

1 guayaba entera, en trozos

2 tazas de acelga, en trozos

2 limones enteros, sin piel

½ taza de agua de coco, sin endulzar

Preparación:

Pasar los ingredientes por una juguera, uno por vez.

Agregar el agua de coco y mezclar bien.

Servir inmediatamente.

Información nutricional por porción: Kcal: 130, Proteínas: 4.8g, Carbohidratos: 43g, Grasas: 1.2g

13. Jugo de Nabo y Alcachofa

Ingredientes:

1 taza de verdes de nabo

1 pepino grande

1 cabeza de alcachofa grande

5 varas de espárragos grandes

Preparación:

Combinar los ingredientes en una juguera y pulsar.

Transferir a un vaso y añadir algunos cubos de hielo antes de servir.

Información nutricional por porción: Kcal: 101, Proteínas: 10.1g, Carbohidratos: 35.8g, Grasas: 0.8g

14. Jugo de Pomelo y Kiwi

Ingredientes:

2 kiwis, sin piel

1 taza de zanahorias, en trozos

2 tazas de repollo verde, rallado

1 pomelo entero, sin piel

1 cucharada de miel cruda

Preparación:

Pasar los ingredientes por una juguera.

Añadir una cucharada de miel y servir inmediatamente.

Información nutricional por porción: Kcal: 219, Proteínas: 6.9g, Carbohidratos: 69g, Grasas: 1.5g

15.   Cherry Juice

Ingredientes:

1 taza de cerezas, sin carozo

1 banana mediana

1 pepino grande

1 zanahoria grande

Preparación:

Lavar las cerezas, pepino y zanahoria. Pasar los ingredientes a través de una juguera y añadir algunos cubos de hielo.

Servir inmediatamente.

Información nutricional por porción: Kcal: 238, Proteínas: 5.5g, Carbohidratos: 69.4g, Grasas: 1.2g

16.   Jugo de Pimiento

Ingredientes:

1 pimiento rojo pequeño, sin semillas

1 pimiento verde pequeño, sin semillas

1 pimiento amarillo pequeño, sin semillas

1 taza de brócoli

1 taza de col rizada fresca

Preparación:

Lavar y preparar los vegetales.

Procesar en una juguera y refrigerar 1 hora antes de servir. Rociar con pimienta cayena.

Información nutricional por porción: Kcal: 114, Proteínas: 8.7g, Carbohidratos: 31.5g, Grasas: 1.7g

17.   Jugo de Hinojo y Brotes de Bruselas

Ingredientes:

1 bulbo de hinojo grande

1 taza de Brotes de Bruselas

2 puerros grandes

½ cucharadita de romero fresco

Preparación:

Combinar los ingredientes en una juguera y pulsar.

Transferir a un vaso y añadir algunos cubos de hielo, o refrigerar antes de servir.

Información nutricional por porción: Kcal: 165, Proteínas: 8.5g, Carbohidratos: 50.1g, Grasas: 1.3g

18.   Jugo de Verdes de Nabo y Arándanos Agrios

Ingredientes:

1 taza de verdes de nabo, en trozos

1 taza de arándanos agrios

1 taza de espinaca bebé, en trozos

1 limón entero, sin piel

½ taza de agua de coco pura

Preparación:

Pasar los ingredientes por una juguera y combinar con agua de coco.

Servir con hielo.

Información nutricional por porción: Kcal: 69, Proteínas: 4.3g, Carbohidratos: 27.6g, Grasas: 0.8g

19. Jugo de Calabacín y Berro

Ingredientes:

1 calabacín mediano

1 taza de berro

3 zanahorias grandes

1 cucharada de perejil fresco

Preparación:

Lavar y preparar los ingredientes.

Pasar por la juguera y añadir hielo antes de servir.

Información nutricional por porción: Kcal: 165, Proteínas: 8.5g, Carbohidratos: 50.1g, Grasas: 1.3g

20.   Jugo de Chirivías y Durazno

Ingredientes:

1 durazno grande, sin piel

1 taza de chirivías, en rodajas

1 naranja pequeña, sin piel

3 tazas de lechuga roja, en trozos

1 cucharadita de jarabe de agave

Preparación:

Pasar los ingredientes por una juguera y añadir 1 cucharadita de jarabe de agave.

Mezclar bien y servir inmediatamente.

Información nutricional por porción: Kcal: 177, Proteínas: 5.2g, Carbohidratos: 53.7g, Grasas: 1.1g

21. Jugo de Guayaba y Mango

Ingredientes:

1 guayaba grande, sin piel

1 mango grande

1 lima grande, sin piel

3 onzas de agua de coco

Preparación:

Lavar las frutas y pelar la lima. Procesar en una juguera y transferir a un vaso.

Agregar el agua de coco y revolver bien.

Refrigerar 1 hora antes de servir.

Información nutricional por porción: Kcal: 225, Proteínas: 4.4g, Carbohidratos: 63.9g, Grasas: 1.8g

22.   Jugo Fresco de Uva

Ingredientes:

2 tazas de uvas

1 taza de col rizada, en trozos

1 pomelo entero, sin piel

1 taza de berro, en trozos

½ taza de agua

Preparación:

Pasar los ingredientes por una juguera.

Servir inmediatamente.

Información nutricional por porción: Kcal: 231, Proteínas: 6.7g, Carbohidratos: 64g, Grasas: 1.6g

23. Jugo de Tomate y Albahaca

Ingredientes:

1 tomate grande

1 taza de albahaca fresca

1 pepino grande

½ cucharadita de romero fresco

Preparación:

Combinar los ingredientes en una juguera y pulsar.

Transferir a vasos y servir inmediatamente.

Información nutricional por porción: Kcal: 67, Proteínas: 4.3g, Carbohidratos: 18.6g, Grasas: 0.8g

24. Jugo Dulce de Batata

Ingredientes:

1 taza de lechuga roja

1 rábano pequeño, recortado

1 calabacín grande.

1 batata mediana, sin piel

1 cucharadita de raíz de jengibre

Preparación:

Lavar y preparar los ingredientes. Combinar todos en una juguera y pulsar.

Transferir a vasos y servir inmediatamente.

Información nutricional por porción: Kcal: 67, Proteínas: 4.3g, Carbohidratos: 18.6g, Grasas: 0.8g

25.   Jugo de Kiwi y Ananá

Ingredientes:

3 kiwis grandes, sin piel

1 taza de trozos de ananá, en cubos

1 naranja mediana, sin piel

1 taza de verdes de remolacha, recortados

1 cucharada de menta fresca

Preparación:

Lavar y preparar los ingredientes. Pasarlos por una juguera, uno por vez.

Agregar algunos cubos de hielo y servir inmediatamente.

Información nutricional por porción: Kcal: 228, Proteínas: 5.4g, Carbohidratos: 69.3g, Grasas: 1.5g

26.   Jugo de Naranja y Calabaza

Ingredientes:

1 taza de calabaza, sin semillas ni piel

1 naranja grande, sin piel

1 taza de repollo morado

1 manzana verde grande, sin centro

1 cucharadita de raíz de jengibre

Preparación:

Lavar y preparar los ingredientes. Combinar todos en una juguera y pulsar.

Refrigerar 30 minutos antes de servir.

Información nutricional por porción: Kcal: 228, Proteínas: 5.4g, Carbohidratos: 69.3g, Grasas: 1.5g

27. Jugo de Papaya y Frutilla

Ingredientes:

1 papaya pequeña, sin semillas ni piel

1 lima grande, sin piel

1 taza de frutillas

1 taza de arándanos agrios

3 onzas de agua de coco

Preparación:

Lavar y preparar los ingredientes. Combinar la papaya, lima, frutillas y arándanos agrios en una juguera. Procesar.

Añadir el agua de coco y refrigerar 30 minutos antes de servir.

Información nutricional por porción: Kcal: 153, Proteínas: 2.6g, Carbohidratos: 50.9g, Grasas: 1.8g

28.   Jugo de Palta y Cantalupo

Ingredientes:

1 taza de palta, sin piel ni carozo

1 taza de cantalupo, sin piel y en trozos

1 pepino grande

1 limón grande, sin piel

Preparación:

Añadir el agua de Combinar los ingredientes en una juguera y pulsar. Transferir a un vaso y añadir algunos cubos de hielo.

Servir inmediatamente.

Información nutricional por porción: Kcal: 292, Proteínas: 6.8g, Carbohidratos: 41.5g, Grasas: 22.2g

29.   Jugo de Jengibre y Arándanos

Ingredientes:

2 rodajas de jengibre fresco

1 taza de verdes de ensalada, en trozos

1 taza de arándanos frescos

1 taza de semillas de granada

1 lima entera

1 taza de verdes de nabo, en trozos

1 cucharada de miel cruda

Preparación:

Procesar los ingredientes y añadir 1 cucharada de miel.

Mezclar bien y servir.

Información nutricional por porción: Kcal: 159, Proteínas: 4.7g, Carbohidratos: 48g, Grasas: 1.9g

30.   Jugo de Ciruela y Durazno

Ingredientes:

5 ciruelas grandes, sin carozo

2 duraznos grandes, sin carozo

1 taza de semillas de granada

1 zanahoria grande

Preparación:

Lavar y preparar los ingredientes. Pasar por la juguera, uno por vez.

Refrigerar 30 minutos antes de servir.

Información nutricional por porción: Kcal: 326, Proteínas: 7.6g, Carbohidratos: 94.2g, Grasas: 3.1g

31. Jugo de Acelga y Col Rizada

Ingredientes:

1 taza de Swiss acelga

1 taza de col rizada fresca

1 taza de lechuga romana

1 tomate grande

1 bulbo de hinojo grande

1 taza de verdes de ensalada

Preparación:

Lavar y preparar los ingredientes. Pasar por la juguera, uno por vez.

Servir inmediatamente o refrigerar 20 minutos antes de usar.

Información nutricional por porción: Kcal: 106, Proteínas: 9.7g, Carbohidratos: 34.8g, Grasas: 1.8g

32. Jugo de Cantalupo

Ingredientes:

1 taza de cantalupo, en cubos

1 taza de verdes de remolacha

1 rábano mediano, en trozos

1 cucharada de menta fresca, en trozos

1 taza de coliflor, en trozos

Preparación:

Pasar los ingredientes por una juguera.

Servir inmediatamente con hielo.

Información nutricional por porción: Kcal: 123, Proteínas: 8.1g, Carbohidratos: 37.7g, Grasas: 1.1g

33.   Jugo de Arándanos y Pera

Ingredientes:

2 peras grandes, sin piel ni semillas

1 taza de arándanos frescos

1 rábano mediano, en rodajas

1 cucharada de menta fresca, en trozos

1 taza de coliflor, en trozos

¼ taza de agua de coco, sin endulzar

Preparación:

Lavar y preparar los ingredientes.

Pasarlos por una juguera y combinar con el agua de coco.

Servir inmediatamente.

Información nutricional por porción: Kcal: 297, Proteínas: 4.9g, Carbohidratos: 97g, Grasas: 1.4g

34.   Jugo Limpiador de Tomate

Ingredientes:

2 tomates grandes, sin piel

1 taza de remolacha, en trozos

1 taza de hinojo, en rodajas

1 cucharada de menta fresca, en trozos

1 taza de lechuga roja, rallada

½ cucharadita de jengibre, molido

Preparación:

Pasar los ingredientes por una juguera y combinar con jengibre molido.

Servir frío.

Información nutricional por porción: Kcal: 111, Proteínas: 6.9g, Carbohidratos: 34.8g, Grasas: 1.2g

35.   Jugo de Bayas Silvestres

Ingredientes:

1 taza de frambuesas frescas

1 taza de moras frescas

1 taza de arándanos frescos

2 rodajas de jengibre

½ taza de agua de coco pura, sin endulzar

Preparación:

Lavar y colar las bayas. Pasarlos por una juguera y combinar con el agua de coco.

Servir frío.

Información nutricional por porción: Kcal: 176, Proteínas: 3.7g, Carbohidratos: 58.3g, Grasas: 1.8g

36.   Jugo de Verdes de Mostaza y Manzana

Ingredientes:

1 taza de verdes de mostaza, en trozos

1 manzana Granny Smith, sin piel ni centro

1 alcachofa grande, en trozos

1 taza de Brotes de Bruselas

½ cucharadita de canela molida fresca

½ taza de agua de coco pura, sin endulzar

1 cucharadita de néctar de agave

Preparación:

Preparar los ingredientes y pasarlos por una juguera.

Transferir a un vaso y combinar con el agua de coco. Añadir una cucharadita de néctar de agave y canela a gusto.

Servir inmediatamente.

Información nutricional por porción: Kcal: 195, Proteínas: 13.7g, Carbohidratos: 63.4g, Grasas: 1.3g

37.   Jugo de Alcachofa y Repollo

Ingredientes:

1 cabeza de alcachofa mediana

1 taza de repollo verde

1 pepino grande

1 limón grande, sin piel

Un puñado de espinaca

Preparación:

Lavar y preparar los ingredientes. Pasarlos por la juguera, uno por vez.

Transferir a un vaso y añadir algunos cubos de hielo antes de servir.

Información nutricional por porción: Kcal: 99, Proteínas: 8.8g, Carbohidratos: 36.4g, Grasas: 0.9g

38.   Jugo de Uva y Rábano

Ingredientes:

2 zanahorias grandes

3 rábanos grandes, recortados

1 naranja grande, sin piel

1 taza de uvas verdes

1 cucharadita de raíz de jengibre, rallado

Preparación:

Lavar y preparar los ingredientes. Combinar las zanahorias, rábanos, naranja y uvas en una juguera. Pulsar.

Transferir a vasos y añadir algunos cubos de hielo o refrigerar antes de servir.

Información nutricional por porción: Kcal: 176, Proteínas: 3.9g, Carbohidratos: 52.5g, Grasas: 0.9g

39.   Jugo de Chirivías y Remolacha}

Ingredientes:

1 taza de chirivías, en trozos

1 taza de remolacha, recortada

1 taza de verdes de remolacha, recortados

1 cabeza de coliflor pequeña

2 cucharadas de perejil fresco

Preparación:

Lavar y preparar los ingredientes. Pasarlos por una juguera y transferir a un vaso.

Añadir algunos cubos de hielo o refrigerar 20 minutos antes de servir.

Información nutricional por porción: Kcal: 166, Proteínas: 9.9g, Carbohidratos: 52.3g, Grasas: 1.5g

40.   Jugo Picante de Tomate

Ingredientes:

1 taza de tomates cherry

1 cebolla de verdeo mediana

1 pimiento grande, sin semillas

1 diente de ajo, sin piel

¼ cucharadita de Pimienta cayena, molida

¼ cucharadita de sal

Un puñado de cilantro fresco

Preparación:

Lavar y preparar los vegetales. Combinar los tomates, cebolla de verdeo, pimiento y ajo en una juguera. Pulsar y transferir a un vaso. Añadir la sal y pimienta cayena.

Servir inmediatamente.

Información nutricional por porción: Kcal: 41, Proteínas: 2.8g, Carbohidratos: 11.5g, Grasas: 0.6g

OTROS TITULOS DE ESTE AUTOR

70 Recetas De Comidas Efectivas Para Prevenir Y Resolver Sus Problemas De Sobrepeso: Queme Calorías Rápido Usando Dietas Apropiadas y Nutrición Inteligente

Por Joe Correa CSN

48 Recetas De Comidas Para Eliminar El Acné: ¡El Camino Rápido y Natural Para Reparar Sus Problemas de Acné En 10 Días O Menos!

Por Joe Correa CSN

41 Recetas De Comidas Para Prevenir el Alzheimer: ¡Reduzca El Riesgo de Contraer La Enfermedad de Alzheimer De Forma Natural!

Por Joe Correa CSN

70 Recetas De Comidas Efectivas Para El Cáncer De Mama: Prevenga Y Combata El Cáncer De Mama Con una Nutrición Inteligente y Alimentos Poderosos

Por Joe Correa CSN